LE YOGA
DES SORCIÈRES

Sarah Robinson

LE YOGA DES SORCIÈRES

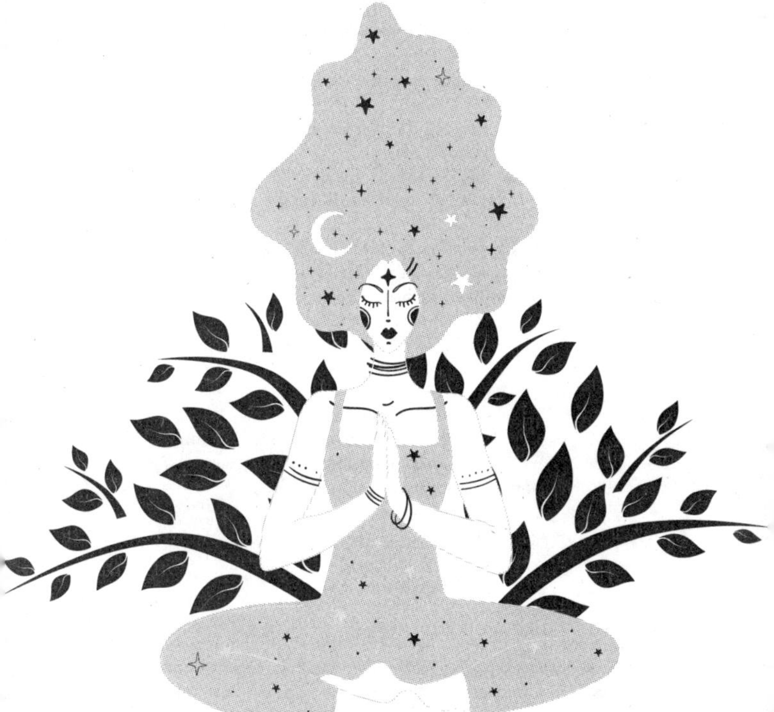

DÉCOUVRIR LE FÉMININ SACRÉ
QUI EST EN NOUS

Le lotus & l'éléphant
POCHE

Publié pour la première fois en Irlande par Womancraft Publishing
sous le titre *Yoga for Witches*

Édition française et traduction

Traduit de l'anglais par Valentine Morizot.

Édition poche

58, rue Jean Bleuzen – 92178 Vanves Cedex

Direction : Catherine Saunier-Talec
Responsable éditoriale : Lisa Grall
Responsable de projet : Séverine Corson-Schneider
Éditrice : Lucie VanHerpen
Correction : Claire Gaillard
Fabrication : Anne-Laure Soyez
Principe de couverture : Nicole Dassonville
Responsable partenariats : Dana Lichiardopol (lichiardopol@hachette-livre.fr)
Dépôt légal : aout 2022
ISBN : 978-2-01-720012-3
42-4691-6

Couverture :
Intérieur : Lisa R. Nelson (illustrations yoga), Trikona – Shutterstock (illustrations Chakra), Benjavisa Ruangvaree Art – Shutterstock (illustration Mandala).

Achevé d'imprimer en France par CPI Brodard et Taupin
en avril 2022
N° d'impression : 3047898

Nous utilisons des papiers composés de fibres naturelles, renouvelables, recyclables et fabriqués à partir de bois issus de forêts adoptant un système d'aménagement durable. En outre, nous travaillons avec des fournisseurs de papier qui s'inscrivent dans une démarche de certification environnementale reconnue.

PAPIER À BASE DE FIBRES CERTIFIÉES

hachette s'engage pour l'environnement en réduisant l'empreinte carbone de ses livres. Celle de cet exemplaire est de : 200 g éq. CO_2
Rendez-vous sur www.hachette-durable.fr

À maman, la plus talentueuse des sorcières de cuisine.

Avertissement

Les informations contenues dans ce livre ne se substituent pas à un avis médical et à l'enseignement d'un professeur de yoga qualifié.

L'autrice et l'éditeur se dégagent de toute responsabilité en cas de blessure ou de perte pouvant résulter de la pratique du yoga ou de la sorcellerie.

Les postures de yoga présentées dans ce livre ne sont pas adaptées à toutes les personnes. Un professeur qualifié pourra déterminer quelles postures vous conviennent. En cas de doute, consultez votre médecin.

SOMMAIRE

Faut-il dire que le yoga est au service de la magie,
ou bien que la magie n'a pas de fonction supérieure
que de servir le yoga ? En aucun cas. Le yoga et la magie
sont comme deux amants qui avancent main dans la main.
La pratique du yoga est quasiment indispensable
à la réussite de la magie.

Aleister Crowley

INTRODUCTION

« *Le yoga des sorcières ?* » Mon élève me regarde avec une réelle inquiétude. « Tu es sûre que tu veux utiliser le mot « *sorcière* » ?

Elle reconnaît qu'elle adore la magie, ou *muti* comme elle dit dans sa langue maternelle. Mais elle a du mal avec ce mot, « sorcière ». Il a trop de connotations négatives. Cette élève semble très inquiète à l'idée que j'utilise ce mot pour le titre de mon livre – un mot qui risque de rebuter les gens, de les mettre en colère.

« Mais tu comprends, c'est justement pour ça que je dois l'utiliser ! C'est notre mot à nous, on nous l'a volé. On l'a renversé et on en a fait quelque chose de négatif. Nous devons nous le réapproprier. Et tant pis si ce n'est pas une position très confortable. Je veux jouer mon rôle, même s'il est petit, dans cette réappropriation. »

« Mais, si tu étais une sorcière, tu serais thérapeute ? », poursuit-elle.

« C'est ce que je suis. »

Le yoga est la méthode thérapeutique que j'ai choisie. À chacun de choisir sa méthode – les plantes, la méditation, la danse, les arts, la connexion avec la nature, le tarot, les cristaux… Chaque sorcière se sert de ses compétences et de ses connaissances pour se soigner elle-même et soigner les êtres qui lui sont chers. Et quelques-unes ont en plus la chance de transmettre leurs dons à d'autres personnes.

Trouver la magie sur le tapis

« Trouvez la magie sur le tapis », voilà une phrase que je répète souvent dans mes cours de yoga. Une phrase qui unit les deux pratiques spirituelles que je préfère : le yoga et la magie. Ce ne sont pas des pratiques que beaucoup de personnes associeraient, certes, mais ce livre est né de mon désir de mettre en lumière les similitudes, multiples et magnifiques, entre la magie et le yoga.

Le yoga est une pratique spirituelle incarnée : il s'agit de bouger son corps, d'utiliser l'intention et la respiration pour guider ses mouvements. Le yoga est une sorte de rituel, chaque asana (posture) agissant non seulement sur le corps, mais aussi sur l'énergie sous toutes ses formes. La sorcellerie n'est pas très différente : c'est une pratique spirituelle qui repose sur l'intention et la concentration. Mais c'est aussi une pratique de création et de connexion à des royaumes spirituels et naturels.

Tout au long de l'histoire, les pionniers de la magie ont utilisé la méditation (et le yoga) pour aller plus loin dans leur art. L'ambition de ce livre, *Le Yoga des sorcières*, est d'explorer ce chemin à deux voies. Certains d'entre nous ont déjà une idée de ce qu'est la magie, d'autres de ce qu'est le yoga, mais beaucoup ne voient tout simplement pas le lien entre ces deux pratiques. Aussi allons-nous nous pencher, dans les pages qui suivent, sur les significations de ces deux termes et les objectifs de ces pratiques. Et nous verrons combien elles se marient bien.

Le Yoga des sorcières propose de combiner ces deux disciplines spirituelles pour développer la paix, la puissance et la magie dans nos vies. Il présente des principes de base ainsi que des techniques plus avancées, et met en évidence des liens profonds entre ces deux disciplines qui n'apparaissent pas toujours de prime abord.

Mon parcours

J'ai commencé à faire du yoga à sept ans. Depuis, j'ai pratiqué de nombreux styles dans des villes du monde entier. Côté sorcellerie, si je n'ai pas eu une enfance de sorcière, j'ai été membre des Woodcraft Folk (une version païenne des scouts) et – soupirs – j'ai fait de la danse Morris – cette danse traditionnelle anglaise qui célèbre le printemps ! J'ai donc grandi dans un univers mêlant monde naturel et traditions populaires, le tout saupoudré d'une pincée de cultures païennes. Peu après mon premier cours de yoga, j'ai acheté un CD de méditation intitulé *Ocean Dreams* : « Rêves d'océan ». Et je me suis mise à méditer régulièrement, pour ne plus jamais arrêter. Enfant, j'avais aussi une modeste boîte de choses (que je considérais comme) magiques. Des cristaux et des pierres que je trouvais l'été dans des foires, un vieux bouton orné de pierres bleues et un livre de formules magiques intitulé *Comment transformer votre ex en crapaud*. Mais la plupart des formules magiques et des rituels que j'utilisais, c'est moi qui les inventais. Et c'est toujours le cas aujourd'hui – ça n'a jamais été mon truc de suivre les règles et les recettes à la lettre.

Cela fait maintenant quelques années que je me suis lancée plus sérieusement dans l'étude de la magie.

Je poursuis en effet des études pour devenir Prêtresse au Glastonbury Goddess Temple (qui vénère la déesse celtique Brigid). Et que je me plonge plus en profondeur dans le paganisme, le druidisme et la sorcellerie. Je possède aujourd'hui mon propre *Livre des ombres* (voir chapitre 6) et je ne perds jamais une occasion d'apprendre des autres sorcières. Ainsi, j'ai suivi un chemin sinueux pour devenir ce que l'on pourrait appeler une « sorcière du yoga ».

J'aime de plus en plus cette expression car elle contient à mes yeux les racines du mot anglais *witch*, « sorcière », qui vient de *wicca* et *wicche* (« sage »), et de *weik* (« plier », « tisser »). Qui mieux qu'un yogi sait se plier et faire du tissage ? Les professeurs de yoga tissent des pratiques pour enseigner à leurs élèves à écouter la sagesse de leurs corps.

Ce livre porte sur une tradition hindoue très ncienne, or je suis une femme blanche sans aucune origine indienne. Pour l'écrire, j'ai puisé dans mon propre héritage (celtique, nordique et européen) et tenté d'apporter des éléments de ma culture, avec le plus profond respect pour les racines du yoga. Dans ce livre, j'ai tenu à respecter les origines du yoga, mais aussi à partager mes connaissances et mes idées. J'espère y être parvenue. J'espère aussi être parvenue à transmettre ma vision du yoga : le yoga est un voyage, une vie d'étude, de conscience et d'humilité.

L'appel de la sorcière

Il y a des gens qui considèrent que vous êtes une sorcière dès lors que vous vous intéressez aux pratiques spirituelles, que ce soit le yoga, la méditation, les cartes ou l'aromathérapie. Eh oui, il y a des gens qui pensent que ce n'est pas bien.

Le terme *sorcière* renvoie à tout un tas de choses négatives : une personne cruelle, avide de vengeance, amère et en colère, qui vénère le diable... Ces images n'ont rien à voir avec les femmes sages et savantes qu'elles sont réellement. Heureusement, ces dernières années, certaines magiciennes tentent de se réapproprier le mot *sorcière* et les gens commencent à reconnaître leurs qualités : ce sont des êtres puissants, intuitifs, qui vivent en harmonie avec les cycles de la nature. Et le monde commence lentement à comprendre ce que nous, sorcières, savons depuis toujours.

Autrefois, les sorcières étaient des femmes d'une grande sagesse, des herboristes, des sages-femmes et des oracles qui prodiguaient soins et conseils. Au fil des siècles, elles ont été condamnées et désignées comme boucs émissaires par de nombreux groupes religieux. L'Église, dans sa soif de pouvoir, a créé toute une mythologie à propos des sorcières, qu'elle a accusées d'adorer le diable. Or être une sorcière (et donc être dangereuse aux yeux de l'Église), c'est reconnaître le sacré en chacun de nous, dans nos corps, sur Terre, reconnaître cette connexion que nous avons avec le divin. Pour une sorcière et pour toute femme en harmonie avec la nature, tout fait partie d'un cycle, alors que beaucoup de doctrines religieuses considèrent qu'il existe quelque chose ou quelqu'un d'autre qui détient le pouvoir, et qu'il faut y rester soumis en attendant le jour du Jugement dernier. L'Église a cherché et cherche parfois encore à soumettre et à bannir quiconque revendique son propre pouvoir : nombre de femmes talentueuses et de sorcières ont payé cher leur puissance.

Dans la Bible, les sorcières font quelques apparitions sous les traits (peu positifs) de diseuses de bonne aventure, d'enchanteresses, de divinatrices, de jeteuses de sorts, et de créatures « qui consultent les fantômes et les esprits, ou recueillent les oracles des morts ». Mais c'est en Europe, au Moyen Âge, qu'elles commencent à être victimes de persécutions. Les premiers livres qui leur sont consacrés en brossent des portraits peu flatteurs et regorgent de stéréotypes. L'ouvrage le plus tristement célèbre, le *Malleus Maleficarum* (1486), dresse un tableau terrifiant des « abominations » sataniques et sexuelles auxquelles elles se seraient livrées. Il a alimenté l'idée selon laquelle les sorcières étaient des séductrices capables de contrôler l'esprit d'autrui et il a apporté de l'eau au moulin des chasseurs de sorcières. Une dizaine d'années plus tôt, le *Fortalitium Fidei* et le *Formicarius* ont fait partie des premiers livres consacrés à la sorcellerie. Le *Formicarius* présente les sorcières comme des femmes physiquement, mentalement et moralement inférieures – l'auteur, comme beaucoup, est manifestement choqué par le fait que des femmes soient dotées de pouvoirs magiques.

La chasse aux sorcières en Europe (entre les années 1500 et 1700 environ) a été aiguillonnée par de tels textes. Ce sont avant tout des femmes indépendantes, savantes et libres penseuses qui en firent les frais pour leur connaissance des herbes, des soins, de l'astrologie, de la divination et de la maïeutique. En Occident, tous ces arts ont été associés à la sorcellerie et le restent jusqu'à aujourd'hui.

En Angleterre, les premières lois contre la sorcellerie ont été introduites en 1542 par Henry VIII. Les monarques suivants n'ont cessé d'abroger, de restaurer ou de modifier ces textes – ces balancements témoignent de leurs difficultés à définir avec précision ce à quoi ils s'opposaient. La reine Elizabeth I a fait adopter une « Loi contre les conjurations, les enchantements et la sorcellerie » (1563), qui condamnait à mort les sorcières lorsqu'un préjudice avait été causé. C'est à cette époque que des accusations de « mort provoquée par sorcellerie » commencent à apparaître dans les registres. Sur les 1 158 personnes assassinées mentionnées dans les documents qui nous sont parvenus, 228 seraient mortes de sorcellerie. À titre de comparaison, seules 31 auraient été empoisonnées. J'imagine que la sorcellerie était un bon moyen d'expliquer des morts que l'on ne comprenait pas.

Ces lois ont été exportées et elles ont même joué un rôle dans la construction du Nouveau Monde. En 1692, année des procès des sorcières de Salem, le Massachusetts, qui était une colonie britannique, était soumis aux lois britanniques anti-sorcières.

Puis, en 1735, revirement complet : en Angleterre, la Loi sur la sorcellerie stipule que c'est un crime d'accuser un tiers d'avoir des pouvoirs magiques ou de pratiquer la sorcellerie. Dès lors, la sorcellerie n'est plus considérée comme un acte répréhensible et la chasse aux sorcières prend fin. Mais les choses ne sont pas pour autant devenues très simples : si la *pratique* de la sorcellerie n'était plus un crime, c'est la *croyance en son existence* qui était désormais réprimée. Le but des autorités était en effet d'éradiquer la croyance en la sorcellerie – et non sa pratique. On ne pouvait donc plus être accusé d'être une sorcière, mais on pouvait être poursuivi si l'on « prétendait » utiliser « toute forme de sorcellerie, d'enchantement ou de conjuration » ou si l'on entreprenait de « dire la bonne aventure ». Cette Loi sur la sorcellerie fut remplacée en 1951 par la Loi sur les Médiums frauduleux, qui fut elle-même supplantée en 2008 par les Réglementations sur la protection des consommateurs : des textes sensés, appropriés, aux antipodes des conceptions du XVe siècle. Reste que, à l'heure où j'écris ces lignes, en Inde ou en Afrique, on tue toujours des femmes et des enfants que l'on juge coupables de sorcellerie. Par ailleurs, à l'heure où j'écris ces lignes, il existe au moins trois séries à succès qui mettent en scène des sorcières sympathiques et puissantes. Il semble bien que l'être humain soit à la fois terrifié et fasciné par ce sujet !

Tous ces méandres reflètent bien le fait qu'aujourd'hui comme hier, personne ne sait vraiment définir la magie et la sorcellerie. Et ils portent à penser que les législations étaient à dessein floues pour permettre les persécutions. Dans notre monde occidental patriarcal qui aime définir tout logiquement, avec des preuves tangibles, les pouvoirs tels que la magie et la sorcellerie sont source de confusion : la moitié du monde nie leur existence quand l'autre moitié voudrait que soient pendues les personnes qui les possèdent.

De nos jours, les sorcières doivent encore se battre pour se débarrasser des stéréotypes. Et l'opinion publique comprend encore très mal ce qu'est la sorcellerie. Cela tient notamment à la grande diversité de pratiques existantes et au secret dont s'entourent beaucoup de sorcières pour se protéger.

Nous avons tous des souvenirs, des traditions, des croyances qui déforment notre vision des sorcières. Lorsque je parle autour de moi du livre que je suis en train d'écrire, les gens ont des réactions fascinantes. Une élève m'a parlé avec enthousiasme des plantes et des teintures qu'utilisait sa grand-mère pour soulager les douleurs. Une autre m'a dépeint le *muti*, une forme de magie qui vient d'Afrique du Sud. Une amie allemande m'a également raconté que des sorcières dansent tous les ans au pied du mont Brocken lors de la nuit de Walpurgis. Et une amie roumaine m'a expliqué que des *lele*, des fées, vivent dans les forêts et les montagnes de Roumanie.

QU'EST-CE QUE LA SORCELLERIE ?

La sorcellerie est la pratique de la magie – la maîtrise, l'utilisation et la mise en action de la magie. C'est un art qui se fait avec les mains, l'esprit, l'énergie et l'intention. Quand on récite des incantations, que l'on mélange des herbes, que l'on médite, que l'on manifeste, que l'on fait de la divination ou des rituels, on fait de la sorcellerie (même si certaines personnes préfèrent d'autres termes). Certaines sorcières travaillent avec les anges, les déesses et les créatures féeriques, d'autres avec les herbes, les épices et les fruits. Certaines suivent des traditions séculaires, d'autres – comme les magiciennes du chaos – puisent dans différentes traditions, en ne conservant que ce qui fonctionne pour elles.

La sorcellerie n'est pas une religion – elle permet au contraire de se libérer des règles religieuses. Si quelques sorcières pratiquent la Wicca – une religion organisée, fondée au XXᵉ siècle en Angleterre, qui repose sur la sorcellerie et les rituels –, beaucoup ne le font pas. Les sorcières peuvent former des groupes ou des *covens*, ou bien pratiquer en solitaire. On peut en effet pratiquer seul, à sa manière, sans autres règles que les siennes. On peut être sorcière et bouddhiste, sorcière et druide, et, bien sûr, sorcière et yogi.

Quelles que soient leurs affiliations, la plupart des sorcières aspirent à mener une vie paisible, harmonieuse, dans la tolérance, en harmonie avec la nature et l'humanité. Ce ne sont pas des êtres néfastes – elles sont plus susceptibles de créer un remède à base de plantes pour soigner quelqu'un qu'une malédiction pour nuire. Bien sûr, une sorcière peut tenter d'utiliser sa magie à des fins nuisibles, mais la plupart s'en servent pour soigner les gens ou les protéger contre le mal dont elles sont elles-mêmes accusées.

Les sorcières sont des mères, des thérapeutes, des artisanes, des sœurs et des sirènes. Elles sont réelles. Elles sont à la fois tout ce dont les gens ont peur et rien de tout cela. Elles représentent la puissance et la possibilité.

« Sorcière », un peu comme « femme », est un mot qui peut être prononcé avec fierté, affection, ou au contraire comme une insulte (parfois mortelle). Seuls les mots extrêmement chargés divisent à ce point. Les statuts que la société nous attribue sont fascinants : mère, épouse, tante, sœur, fille… Tous dépendent de nos relations à l'autre. Mais qu'en est-il de ces titres que l'on aimerait porter, même en secret ? Le mot « sorcière » en est un.

Et il est puissant autant par les talents qu'il recouvre que par la richesse de son histoire.

Une sorcière est une personne qui cherche des connexions et qui les trouve. Elle connaît les cycles de la Terre et de l'univers, elle connaît sa place sur Terre et dans l'univers. Elle apprend à utiliser l'énergie qui se cache en elle et dans le monde pour changer les choses. Elle œuvre à faire de la Terre un endroit meilleur pour elle-même et pour les autres.

Pas besoin de diplôme, d'examen, de maître pour être une sorcière, une prêtresse ou une déesse. Il suffit de se proclamer comme telle. Peut-être préférerez-vous un mot comme guérisseuse, oracle, créatrice, yogi, ou sage ? Pas de problème. Et si à partir d'aujourd'hui, vous décidiez d'être exactement ce que vous voulez être ? Au lieu de recevoir passivement les titres que les autres vous assignent tout au long de votre vie. Ne serait-ce pas fantastique ? On peut même choisir ce que l'on est en fonction des jours. Sans avoir à se justifier.

Lorsqu'on accueille la sorcière qui est en nous, même en secret, on renforce ses aptitudes magiques naturelles, on cultive son bien-être à tous les niveaux et on s'épanouit dans ce monde moderne avec équilibre et harmonie – et un zeste de magie.

Le yoga

Pour les novices, le terme sanskrit *yoga* signifie « joug », « union ».

Le yoga se compose de nombreuses branches qui se sont développées à partir de ses multiples racines : les pratiques spirituelles hindoues. C'est une discipline qui nous vient de la vallée de l'Indus, une région qui couvre aujourd'hui certaines parties du nord-est de l'Afghanistan, du Pakistan et du nord-ouest de l'Inde. La culture de l'Indus a connu une période florissante de 3300 à 1300 av. J.-C. Avec l'Égypte et la Mésopotamie, c'est l'une des trois grandes civilisations qui constituent ce que l'on appelle aujourd'hui l'Ancien Monde. Les *Upanishads* et la *Bhagavad Gita* font partie des premiers écrits à mentionner les pratiques d'introspection et de méditation que nous appelons aujourd'hui yoga.

Les premières formes de yoga apparaissent dans la *Bhagavad Gita*. Ce sont le Karma yoga (la voie de l'action altruiste) ; le Bhakti yoga (la voie de l'amour et de la dévotion) ; le Jnana yoga (la voie de l'étude de soi et de la connaissance). Par la suite s'est ajouté le Raja yoga (le yoga « royal », du contrôle de soi).

Les huit membres du yoga de Patanjali

Les *Yoga Sutras* de Patanjali, qui expliquent comment parvenir à l'unité par le yoga, constituent le texte fondateur du yoga tel que nous le connaissons aujourd'hui, avec ses huit membres : *yama*, *niyama*, *asana*, *pranayama*, *pratyahara*, *dharana*, *dhyana* et *samadhi*.

Les yamas et les niyamas sont les instructions éthiques qui constituent les deux premiers membres. Les yamas sont les actions qu'il ne faut pas faire, les niyamas les actions et les rituels qu'il faut faire. Ensemble, ils forment une sorte de code de conduite.

- *Yamas* (les devoirs)
  - *Ahimsa* (la non-violence et la compassion envers tous les êtres vivants)
  - *Satya* (la vérité)
  - *Asteya* (l'honnêteté et l'absence de vol)
  - *Brahmacharya* (la modération et le contrôle de son énergie)
  - *Aparigraha* (la non-avidité)
- *Niyamas* (les rituels)
  - *Sauca* (la pureté)
  - *Santosa* (le contentement)
  - *Tapas* (l'usage discipliné de l'énergie)
  - *Svadhyaya* (la connaissance et la conscience de soi)
  - *Isvarpranidhana* (la dévotion au spirituel)
- *Asana* (les postures physiques)

  Pour la plupart de nos contemporains, le yoga se limite aux asanas. Mais si les postures ont des effets physiologiques bénéfiques et nous aident à nous détendre et à nous concentrer, traditionnellement, ce sont des exercices que l'on pratique pour préparer le corps physique à rester assis des heures pour méditer.
- *Pranayama* (contrôle de la respiration)

  Le pranayama regroupe les techniques respiratoires qui préparent le corps et l'esprit à la méditation.
- *Pratyahara* (contrôle des sens)

  Le pratyahara désigne la capacité à calmer son mental et à se concentrer pour méditer. Beaucoup de professeurs de yoga, dont je fais partie, parlent des pensées comme de petits singes qui s'agitent dans tous les sens. Le but est de pacifier son mental, de parvenir à un retrait des sens et d'être moins distraits par nos petits singes.

- *Dharana* (la concentration et le calme du mental)
  Le dharana vise à se concentrer sur un point. Il s'apparente à notre pleine conscience moderne. Cette branche prépare à la pratique de dhyana.
- *Dhyana* (la conscience)
  État de méditation et de conscience sans point de concentration.
- *Samadhi* (l'union avec le divin)
  Le samadhi, ou nirvana, désigne l'harmonie suprême. Le but du yoga est de parvenir à cet état qui transcende le temps et l'espace.
  Ce que Patanjali appelle *chitta vritti nirodhah* – l'arrêt des fluctuations du corps et du mental – constitue le but ultime du yoga. Le yoga est un état mental de calme absolu, telle la surface immobile d'un lac. Cette eau calme et limpide apporte une clarté d'esprit qui permet de vivre et de voir le monde sans qu'il soit déformé par les notions de bien et de mal. Quand les fluctuations s'arrêtent, on ressent l'unité, l'union avec tout, quel que soit ce que cela signifie pour nous : une Déesse, un Dieu, l'Esprit, l'Énergie de l'univers, la Terre-Mère…
  - *Yoga* = unir, mettre sous un joug
  - *Chitta* = la conscience
  - *Vritti* = les fluctuations
  - *Nirodhah* = l'apaisement

Comme je le répète à mes élèves, nous n'atteindrons peut-être jamais la perfection dans cet art, mais c'est bien pour cela que l'on parle de pratique : il faut continuer d'essayer, d'apprendre, de se développer.

S'il ne fallait retenir qu'une chose de cette rapide présentation, c'est que toutes ces photos de top models en bikini sur la plage, non, ce n'est pas du yoga. Ces postures acrobatiques sur des falaises en Norvège ? Ce sont juste des asanas. Des étapes qui jalonnent le voyage. Le yoga, c'est tellement plus que ce que l'on voit. Ce sont ces asanas combinés avec tous les autres membres : la méditation, le pranayama, etc. Le yoga, c'est l'union. Alors ne vous dites pas que vous devez être musclé, souple, coordonné, ceci ou cela pour pratiquer le yoga. Faire des exercices respiratoires dans le bus ou des mouvements en pleine conscience au bureau, c'est déjà du yoga. Les postures ne sont pas tout ; l'intention est essentielle.

Yoga et sorcellerie

J'imagine que vous commencez à voir combien le yoga et la sorcellerie sont complémentaires. En tous les cas, ceux qui pratiquent les deux trouvent qu'ils s'enrichissent mutuellement.

Le but premier du yoga est d'apaiser le corps et le mental, ce qui crée un état parfait pour les rituels, les visualisations, les mantras, les prières ou tout ce à quoi vous voulez accorder votre pleine attention. Le yoga peut être profitable à toute pratique spirituelle ou religion. Au minimum, il vous aidera à rester concentré sur ce que vous êtes en train de faire. À résister aux distractions quand vous faites de la magie – quelle qu'elle soit. D'ailleurs, la plupart des sorcières ont des pratiques énergétiques similaires au yoga. Ces pratiques, comme la méditation, la divination et la trance, visent à développer une conscience supérieure. Alors, pourquoi ne pas associer sciemment les deux ?

Ce livre vous invite à un voyage riche en découvertes. Je n'ai moi-même pas toutes les réponses à nos questions et je ne sais pas assembler toutes les pièces du puzzle – mais tout cela fait partie de l'aventure. Mon intention, avec *Le Yoga des sorcières*, est de partager avec vous ce que j'ai pu comprendre des façons d'associer ces deux pratiques. Le yoga et la sorcellerie ont ceci de commun qu'ils demandent de lâcher prise et de s'abandonner au mouvement, au flow. Et c'est ce flow qui nous permettra de comprendre un peu mieux qui nous sommes. Alors mettons de côté ce besoin d'avoir des réponses et des règles, et laissons faire le féminin sacré, l'intuition, les émotions et la compassion.

La structure de ce livre

Notre voyage commence par une présentation de la magie et de ses applications dans notre corps et notre vie quotidienne. La seconde partie de ce livre se consacre à la magie dans le monde qui nous entoure : la magie du soleil, de la lune, de la terre et des saisons.

Chaque chapitre aborde le yoga et la sorcellerie à la fois séparément et ensemble, pour proposer des exercices pratiques et des réflexions philosophiques. Jamais je n'ai été fan des recettes toutes faites et jamais je n'ai été capable de les suivre scrupuleusement. Idem avec les incantations et les rituels. Dans ces pages, vous ne trouverez donc pas de règles précises à suivre à la lettre ; j'y indique plutôt des directions et des suggestions. N'oublions pas que tous les rituels et les incantations ont un jour été créés par une sorcière ; pourquoi ne ferions-nous pas de même ? Tout comme chaque séquence de yoga a un jour été imaginée par un yogi. Ici, l'intention est primordiale. L'intuition aussi.

Si vous avez envie de créer un rituel ou un enchantement, alors allez-y ! Et s'il vous plaît beaucoup, notez-le dans votre *Livre des ombres* (mais nous en reparlerons au chapitre 6).

Chaque chapitre de ce livre s'achève par une liste de déesses en lien avec le thème abordé. Au début, je pensais ne le faire que dans les chapitres sur le soleil, la lune et la terre. Mais au fil de mon travail, j'ai découvert de plus en plus de déesses. L'archétype de la déesse est la trace magique d'un passé où nous utilisions des éléments de nous-mêmes pour créer des déités et donner un sens au monde. L'instinct des mythes et de la magie est encore en nous. Il n'est donc que très juste que chaque chapitre de ce livre cite quelques déesses à même de veiller sur nous. Cela dit, toutes les déesses ont une multitude de facettes et d'éléments ; leurs pouvoirs ne se limitent donc pas aux thèmes des chapitres où je les ai indiquées. Bref, si vous voulez faire appel à Benzaiten pour influencer vos pratiques de magie lunaire ou à Áine pour vous aider à écrire votre journal, faites-le !

Les déesses

Je cite dans ce livre des déesses venues de cultures du monde entier. Mais en quoi seront-elles utiles à notre voyage ?

Nous connaissons les déesses des mythes et des légendes actuels, et certaines déesses de civilisations anciennes, pour lesquelles les divinités avaient des pouvoirs fabuleux notamment sur le monde naturel – par exemple celui de déplacer la lune à travers le ciel. Face aux merveilles de la nature, nos ancêtres expliquaient ce qu'ils ne comprenaient pas avec les connaissances dont ils disposaient. Ils imaginaient des femmes magnifiques dotées des plus grandes qualités – courage, passion, puissance, sagesse, amour… Aujourd'hui, nous savons que, la nuit, ce n'est pas une déesse qui fait voyager la lune à travers le ciel. Mais il y a encore beaucoup de choses que nous ne comprenons pas à propos de l'univers et des énergies – des choses que la science et la logique n'expliquent pas. La lune reste une force puissante et magnifique. Et on peut continuer de se connecter à ses cycles et à son énergie, ainsi qu'aux pratiques et aux croyances de nos ancêtres. Car leurs croyances étaient elles aussi puissantes. Les déesses sont créées à partir d'éléments de nous-mêmes, êtres humains. Donc, quand on se connecte à une déesse, en réalité, on se connecte à des éléments de nous-mêmes. Les déesses peuvent être source d'informations et d'inspiration ; renforcer nos idées ; apporter du réconfort et du courage. Parfois, l'idée de déesse peut paraître abstraite ; elle repose beaucoup sur l'intuition et les croyances personnelles. Peut-être voulez-vous en réalité vous connecter à l'énergie qui se trouve en vous-même, et pas du tout à des divinités ? À votre âme et aux éléments du féminin sacré qui est en vous ? À vous d'explorer ce que l'idée de déesse signifie pour vous, et ce qu'elle peut vous apporter.

Cette connexion avec l'idée de déesse peut être source de puissance, de guérison, de créativité, d'intuition, d'épanouissement et de sagesse. Beaucoup d'entre nous ont perdu le contact avec tout cela : nos âmes étouffent dans le monde moderne patriarcal bruyant, agité, déconnecté. Voici donc quelques pistes pour réintroduire la déesse dans vos pensées et vos journées.

- Connectez-vous à une déesse particulière pendant une méditation : songez à ses forces et à la façon dont elle gérerait les problèmes auxquels vous êtes confronté.
- Choisissez une déesse pour aujourd'hui et pensez à ses qualités pour vous en inspirer. Est-ce qu'Aphrodite prendrait un moment pour se détendre ? Diane dirait-elle honnêtement ce qu'elle pense au travail ? Évidemment ! Inspirez-vous des qualités de votre déesse.
- Placez une icône ou une image de déesse sur votre autel ou à un endroit clé – sur votre bureau ou à côté de votre lit par exemple.
- Lisez à voix haute un mythe ou une histoire sur une déesse qui vous inspire, et parlez-en à vos amis. Qu'est-ce qui vous plaît dans cette histoire ?
- Pendant une semaine, vivez avec une déesse : cherchez des infos sur son histoire, sa culture, ses forces et ses faiblesses. Sa vie sera source d'inspiration. Et

la connexion que vous ressentirez vous donnera des ailes.

- À chaque saison, allez à la rencontre des déesses qui y sont liées. Ce sera une façon de célébrer les cycles saisonniers. Brigid et Ostara au printemps, Pachamama et Gaïa à l'automne.

Se souvenir de ce que nous savions

La sorcellerie m'a permis d'approfondir ma pratique du yoga, et vice versa. Les asanas m'aident à entrer dans les rituels et à bouger en conscience. Lorsque je dirige des méditations de groupe et des cours de yoga restauratif, je m'inspire des déesses. J'utilise des cartes, des oracles et je lis des poèmes sur la lune. Les retraites de yoga que je dirige sont souvent fondées sur le calendrier lunaire et les déesses liées à la lune. Cela permet de créer un espace sacré qui aide à être davantage présent aux rituels et au yoga.

J'adore ce mot sanskrit : *smarana*. Il signifie se rappeler ou découvrir ce que l'on a su. Enfants, nous bougions nos corps pour la simple joie de le faire. Nous nous reposions, mangions, riions, chantions, pleurions quand nous avions envie de le faire. Nous regardions le ciel, nous piquions des colères, nous nous abandonnions dans les bras des personnes que nous aimions. Le yoga nous aide à nous rappeler tout cela. La sorcellerie aussi – peut-être même un peu plus.

On peut se souvenir de choses que l'on a oubliées de sa propre vie, mais aussi d'autres vies avant la nôtre. De la sagesse de l'univers bien avant notre arrivée : le savoir primitif de la terre, des saisons et des planètes. Un savoir d'une puissance inégalée. Un savoir auquel, un jour, en chemin, nous avons tourné le dos, considérant qu'il s'agissait d'absurdités, voire du mal.

Le temps est venu du *smarana* : découvrir et redécouvrir, se connecter à la réalité de l'univers – simple, puissante, infinie.

Un voyage fait pour tout le monde

Ce voyage est ouvert à toutes et à tous. À chacune et chacun d'entre nous. Les yogis et les sorcières peuvent être des hommes comme des femmes. Autrefois, c'étaient surtout des hommes qui pratiquaient le yoga ; les hommes étaient des *yogis* ou *yogins* et les femmes des *yoginis*. Puis, au siècle dernier, l'équilibre s'est inversé et ce sont les femmes qui pratiquaient le plus. Aujourd'hui, un *yogi* est simplement un pratiquant de yoga, quel que soit son sexe. Et, alors que la sorcellerie est généralement associée aux femmes, il existe des sorcières, mais aussi des sorciers – dans tous les pays, des hommes ont perdu la vie dans les chasses aux sorcières.

Ce livre s'adresse à tout le monde, au-delà des identités sexuelles. Il parle avant tout de connexion. Il est là pour vous aider à trouver votre propre magie et vos pouvoirs fabuleux. Et pour vous donner une bonne dose de cette énergie féminine divine à laquelle nous pouvons tous nous connecter – l'énergie de l'amour, de la compassion, de la puissance, du courage, et de la passion !

Bienvenu, ami humain, qui que tu sois. Je t'adresse mon amour et ma gratitude, à toi qui t'es joint à ce voyage.

Béni sois-tu.

Namaste, amis sorciers et amies sorcières !

CHAPITRE 1

À LA RECHERCHE DE LA MAGIE

Dans l'introduction, nous avons parlé du mot *sorcière*. En comparaison, le mot *magie* est bien plus accepté dans la société. Quand on tombe amoureux, c'est « magique ». Quand il nous arrive quelque chose d'inespéré, c'est aussi « magique » ! Quand on passe un délicieux moment, ce moment est « magique ». Alors pourquoi avoir déconnecté la magie de la sorcellerie ?

Comme toutes les idées puissantes, la magie peut nous paraître à la fois fascinante et terrifiante. D'où les réactions extrêmes vis-à-vis des sorcières.

La magie existe dans toutes les cultures, sous une forme ou une autre. On a retrouvé des incantations inscrites sur des tablettes de Mésopotamie et dans des textes de Babylone. En Égypte, on a retrouvé des papyrus et des sculptures représentant la déesse de la magie *Heka* ; des centaines d'incantations constellent les livres des morts (qui guident les défunts vers l'au-delà). Ainsi, la magie existe depuis des temps immémoriaux, de même que les sorcières, les shamans, les oracles… Ces personnes étaient généralement respectées et influentes dans leurs sociétés. Mais au fil du temps, les rumeurs, les mystères, les stéréotypes et les préjugés ont pris de l'ampleur. On a commencé à parler tout bas de *covens* nocturnes, de pactes avec le diable, de danses dénudées et de sorcières qui volent dans les airs.

La magie et la sorcellerie nous rappellent que tout dans notre monde n'est pas définissable, concret, absolu. Le monde a toujours été fasciné par les promesses de la magie. Une fois que nous avons dépassé la peur, une fois que nous sommes reconnectés, la magie nous invite dans un espace de possibilité, de liberté et de puissance.

La magie est quelque chose de bien réel. Parfois, quand on traverse une période froide et obscure, on oublie qu'il y a quelque part de la chaleur et de la lumière. Avant les voitures, les routes goudronnées, les cathédrales et les temples, il y avait des arbres et des plantes, des montagnes. Il y avait le soleil dans le ciel et la lune au milieu des étoiles. Il y avait les saisons. Et nous faisions partie de cette formidable magie de la vie sur terre.

DÉFINIR L'INDÉFINISSABLE

Le mot magie *viendrait du vieux perse* magush*, qui signifie « avoir du pouvoir », « être capable », et qui a donné lieu aux termes grecs* magike*, magique, et* magos*, qui désigne des prêtres instruits.*

Les mots *magie* et *magique* ont quelque chose d'indéfinissable, mais nous allons tout de même tenter de les circonscrire. Voici certaines des définitions les plus courantes :

- Relatif à, utilisant ou ressemblant à la magie.
- Magnifique d'une façon qui semble hors de la vie quotidienne.
- Énergie ou influence extraordinaires venant d'une source surnaturelle.
- Quelque chose qui jette un sort ou produit un enchantement.
- La science et l'art de provoquer des changements conformes à sa volonté.

On entend souvent qu'une chose « a l'air magique », qu'elle s'est passée « comme par magie ». Qu'une chose soit magique ou comme magique est une question d'interprétation – ce qui n'aide pas à trouver des définitions ! Car tout dépend du point de vue. Le naturaliste romain Pline l'Ancien (23 – 79 apr. J.-C.) voyait la magie comme l'œuvre frauduleuse « de fous et d'étrangers » ; il disait aussi que les hommes devaient éviter les menstruations des femmes car leur magie noire pouvait faire tomber les fruits des arbres et rouiller le métal. (Ces deux pensées se trouvent dans son *Histoire naturelle*.)

La magie, comme tant d'autres choses (je cite souvent la spiritualité pour exemple dans mes cours), signifie des choses très différentes en fonction des gens. Elle peut renvoyer à la puissance, à la force, à l'amour ou à l'enthousiasme, à un état de *flow*, à une douce impression de contentement ou d'unité.

Dans ce livre, je vous invite – que vous soyez une sorcière, un yogi, les deux, ou quelque chose à mi-chemin – à trouver vos propres connexions au monde. J'espère que vous trouverez également votre propre manière de vous connecter à votre magie. Certains d'entre vous connaissent déjà la morale wiccane, le Wiccan Rede, « An' ye harm none, do what ye will » : « Tant que tu ne fais de mal à personne, fais ce que tu veux. » En yoga, l'équivalent serait *ahimsa*. Toutes les cultures ont quelque chose de similaire : cherche ta voie et ne nuis pas. Et essaie d'accepter le fait que chacun suit une voie différente.

La magie et la sorcellerie

Tous les êtres peuvent se connecter à la magie – que ce soit par la sorcellerie, l'amour, la gratitude, la gentillesse, des pratiques spirituelles comme le yoga, un magnifique coucher de soleil, ou un cerf qui s'arrête dans la forêt et vous regarde dans les yeux. Et certains préfèrent séparer la magie de la sorcellerie. Alors que d'autres diraient que toute magie est une forme de sorcellerie. Ou que la sorcellerie ne produit pas toujours de la magie. Du reste, parfois, la magie se fait d'elle-même.

La sorcellerie est souvent considérée comme une des multiples manières d'utiliser, contrôler et créer la magie. La sorcellerie, c'est quelque chose que l'on peut contrôler – on contrôle et on invite la magie dans sa vie. Pas besoin d'être une sorcière pour faire l'expérience de la magie, la générer et l'apprécier. Mais pour inviter davantage de magie dans votre vie, la sorcellerie est un bon outil.

La plupart des auteurs modernes pensent que le but premier de la magie est de changer celui qui la pratique, et non le monde extérieur. Je crois toutefois que l'on peut produire des changements dans le monde environnant directement ou via une modification de la conscience du pratiquant, qui a acquis une nouvelle puissance et peut induire certains changements.

Perdre et regagner sa puissance

Au fil du temps, la religion, la culture, le patriarcat et tous les détracteurs de la magie ont abîmé notre foi en la nature et en notre propre intuition. Ils ont dénigré ces sources de connaissances, considérées comme diaboliques, idiotes, ou vaines. À cause de cette déconnexion d'avec le monde naturel, les femmes et les sorcières ont été privées de leur puissance : elles ont été dépossédées de leurs plantes, mais aussi de leurs savoirs intuitifs sur leur corps et sur la planète. Nous, femmes et sorcières, avons été séparées de notre force par la peur et la fureur de l'Église, du patriarcat, et même d'autres membres de nos communautés. Des siècles de séparation et de peur, des siècles de chasse aux sorcières de toute sorte nous ont privées de notre conscience, de notre aptitude naturelle à nous connecter au temps, à l'environnement et aux âmes qui nous entourent. Au point que tout cela peut désormais nous paraître étrange et incroyablement magique. Alors que tout ce que nous faisons, c'est nous connecter à la nature et à notre propre puissance.

Il est temps de reconquérir notre sorcellerie. De redevenir des sorcières. Et je suis sûre que le yoga peut nous y aider.

Les siddhis

Cela fait longtemps que les yogis sont en quête de choses que l'on peut qualifier de magiques. Dans les *Yoga Sutras*, j'aime particulièrement le passage sur les *siddhis*. Ce mot se traduit par « perfection », « accomplissement », ou encore « succès ». On peut y parvenir par la naissance, les plantes, les incantations magiques, l'autodiscipline, les asanas et le *samadhi*. Les *siddhis* sont des pouvoirs comme la clairvoyance, la télépathie, la lévitation, l'invulnérabilité et l'accès au souvenir de vies antérieures.

Dans les textes traditionnels, ils ne sont pas considérés comme des pouvoirs magiques, mais comme des aptitudes ordinaires accessibles à tout le monde. L'homme est simplement trop déconnecté de lui-même pour y accéder facilement. Ainsi, certains considèrent comme magique ce que d'autres voient comme des aptitudes innées.

Patanjali explique que l'on parvient aux *siddhis* lorsqu'on maîtrise les trois dernières des huit branches du yoga (la concentration, la conscience et l'union avec le divin, désignées ensemble sous le nom de *samyama*, la « maîtrise de soi »).

On acquiert différents *siddhis* en fonction de l'objet sur lequel on se concentre. Par exemple, si on se concentre sur une autre personne, l'esprit dépasse l'illusion d'une séparation entre le sujet et l'autre personne ; on est alors doué d'une forme de télépathie.

Les *Yogas Sutras* énumèrent de nombreux *siddhis*, qui peuvent être interprétés de différentes manières. J'en propose ci-dessous quelques-uns que j'aime particulièrement – ils sont fascinants et montrent que ce que nous considérons comme magique ne l'est pas dans toutes les cultures. Loin d'être effrayants ou maléfiques, ces pouvoirs sont le fruit d'un travail sur soi, vers la joie, d'une guérison.

La bienveillance envers tous, qui résulte du *samyama* sur l'empathie, la joie et la compassion. Lorsqu'on est empli de joie, on peut communiquer cet état à d'autres. J'aime le fait que cela soit considéré comme un grand pouvoir, parce que son importance pour nous-mêmes et les autres ne doit pas être sous-estimée. (Voir la méditation sur l'amour au chapitre 13.)

La force exceptionnelle, qui résulte de la pratique du *samyama* sur la force physique, mais aussi mentale et spirituelle. Nous sommes tous capables de grandes choses, bien plus que nous ne le croyons. Méditer sur nos forces nous aidera à nous connecter à notre force intérieure et à nous souvenir que nous sommes tous des êtres extrêmement puissants.

La santé exceptionnelle, par la pratique du *samyama* sur le chakra du plexus solaire. Ce *siddhi* renvoie à la connaissance de soi, qui conduit à avoir une santé et une résilience excellentes. Les sciences modernes nous en disent d'ailleurs de plus en plus sur les pouvoirs de guérison de l'esprit.

tation, qui provient d'une concentration sur la té. Ce *siddhi* permet aux yogis de flotter ou de voler t-ils jamais songé à utiliser un balai ?…). On peut y voir une forme de psychokinèse (faculté de l'esprit à agir sur la matière). Ou bien, en sorcellerie, une projection astrale ou le sentiment de quitter son corps.

Un éclat radieux, résultat d'un *samyama* sur l'énergie ou la force intérieure. Différentes interprétations sont possibles, comme une conscience de soi ou un charisme exceptionnel. Qu'est-ce qui est plus radieux qu'une femme connectée à sa propre puissance ?

Les *siddhis* sont aussi classés en fonction des chakras (nous en reparlerons plus longuement au chapitre 2). Méditer ou se concentrer sur un chakra particulier permettrait d'atteindre certains *siddhis*. Par exemple, en contemplant le chakra du troisième œil, on atteint le *siddhi* du « succès supérieur » – la connaissance ou l'illumination.

Patanjali souligne par ailleurs les dangers qu'il y a à trop s'attacher aux *siddhis* : en yoga, il faut éviter de vouloir à tout prix accomplir quelque chose car cela peut mener à l'arrogance ou à l'ego, et bloquer la progression spirituelle. Cet avertissement me paraît très pertinent pour les sorcières et, d'une façon plus générale, pour la société entière. Quand vous dites que vous êtes ceci ou cela – déesse, sorcière, prêtresse, yogi –, on risque de vous demander de le prouver. Il est difficile de résister à la tentation d'expliquer ce que l'on est. Or la preuve de ce que vous êtes est en vous. Il ne s'agit pas de « la vérité », mais de « votre vérité », de « votre expérience ».

Si vous souhaitez en savoir plus sur les *siddhis* et leur lien avec le féminin sacré et la sorcière qui est en vous, je ne saurais trop vous recommander la lecture de *Yoni Shakti* (en anglais), de Uma Dinsmore-Tuli. Cette femme a créé un yoga qui explore le féminin sacré en lien avec les *siddhis* et les déesses de la sagesse, pour nous inviter à une connexion consciente à notre force intérieure de femme. Elle a également forgé de nouveaux *siddhis* spécialement pour les femmes et tous les pouvoirs qui se cachent en elles.

Trouver sa magie

La magie, est-ce simplement se connecter à son intuition, à sa force intérieure et aux rythmes de la planète ? Ou bien est-ce plus que cela ? Peut-on se connecter à la puissance de l'univers pour décupler sa propre puissance ? Peut-on apprendre la magie ou créer sa magie à soi ? Redevenir la personne que l'on était avant que l'on ne nous dise qui nous devons être ? Avant que les femmes puissantes et les sorcières ne soient considérées comme diaboliques ? Pouvons-nous retrouver notre intuition et notre puissance ? Pouvons-nous faire confiance à notre intuition et à la puissance de la nature ?

À chacun de répondre à ces questions. À chacun d'entreprendre ce voyage.

À chacun de créer une magie sur mesure. Vous voulez être une sorcière de cuisine, dans une maison accueillante, pleine d'herbes séchées et de mets chaleureux ? Vous voulez vous connecter au monde des esprits ? Vous préférez affûter votre intuition et vous connecter aux saisons, aux cycles de la terre et de la lune ? Vous avez envie de peindre des animaux à la lumière d'une bougie et cultiver toute une famille de plantes ? En magie, il n'y a pas un seul but précis ni une seule manière de faire. On peut créer sa magie à soi, son propre espace dans le vaste champ de la spiritualité. Personnellement, j'ai concocté un enseignement du yoga qui mêle les huiles essentielles, les saisons et la lune, ainsi que les cartes d'oracles dans un travail avec les déesses. J'utilise parfois aussi des rituels et des incantations qui restent très simples – par exemple, j'allume une bougie avec une certaine intention.

Trouver sa voie magique peut demander beaucoup de travail, d'étude, d'essais et d'erreurs, d'intuition, d'humilité, d'adaptation et d'évolution, de dévotion, d'intégrité, et de lâcher-prise. Mais c'est ainsi que l'on peut créer une pratique spirituelle bien à soi.

Conclusions

Un jour, une de mes divines professeures est allée fêter le solstice d'été à Stonehenge, et elle n'a pas aimé. Ces dernières années, la beauté magique du soleil levant sur les mégalithes est parfois gâchée par des gens qui se droguent, boivent et écoutent de la musique trance. (Je n'ai rien contre, mais tout cela risque de détourner notre attention de l'essentiel : le calme et le soleil, le moment présent). Avant l'aube, elle s'est trouvé un coin tranquille pour méditer. Alors, un homme, une bière à la main, s'est approché d'elle et lui a demandé d'un ton moqueur : « Alors, tu crois en tout ça ? »

Et elle lui a répondu : « Est-ce que je crois que le soleil va se lever ? Oui. »

Le fait que le soleil se lève tous les matins est une chose assez magique, alors essayons de prendre le temps d'être reconnaissants pour cela. Il y a certaines personnes qui n'y verront jamais quelque chose de magique. Peu importe que la magie existe vraiment ou qu'elle soit entièrement dans notre regard : tout le monde peut se connecter à la magie. Personne n'a besoin d'apprendre à se tourner vers la lumière du soleil levant. Tous les gens peuvent le faire naturellement, comme des tournesols. Il suffit de s'autoriser à le faire.

CHAPITRE 2

L'ÉNERGIE

En yoga comme en sorcellerie, on se connecte à son énergie intérieure, au plus profond de soi, mais aussi aux énergies qui nous entourent. Les énergies qui circulent à l'intérieur et autour de notre corps nous affectent sur les plans physique, émotionnel et spirituel. Ces énergies sont généralement désignées par le mot *chi* dans la tradition chinoise et *prana* dans la tradition indienne. Évidemment, les sorcières qui le souhaiteront pourront aussi parler d'énergie magique.

L'énergie magique en yoga

Selon les yogis, dans le corps, l'énergie est régulée par les chakras. Et l'humain possède un corps physique, un corps subtil et un corps naturel. Le corps physique se compose des membres et des organes, du sang et des os. Le corps subtil (ou « énergétique ») comprend le mental et l'intellect, ainsi que l'être émotionnel et spirituel. Et le corps naturel renvoie aux désirs innés et à la nature inhérente à ce que nous sommes. Le corps subtil est connecté à notre énergie, au plus profond de nous.

Le mot chakra signifie « roue » ou « qui tourne ». Les chakras sont des portes dans le corps par lesquelles l'énergie subtile circule et où, parfois, elle se bloque. Ils sont souvent représentés comme des roues qui tournent ou des fleurs qui s'ouvrent. À chaque chakra correspondent des organes et des glandes essentiels. Certains connectent les corps subtil et physique.

Les quatre premiers chakras appartiennent au corps physique ; les trois derniers, les plus élevés, au corps spirituel, à l'éther et à l'univers. C'est au niveau du cœur que se connectent les domaines physique et spirituel.

LES CANAUX ÉNERGÉTIQUES

Les chakras sont reliés entre eux par des canaux énergétiques, les nadis, *qui véhiculent le* prana *(l'énergie vitale) dans tout le corps. Les chakras, telles les perles brillantes d'un collier, se trouvent sur la ligne énergétique centrale, le* sushumna nadi. *Deux canaux s'enroulent autour de ce* nadi *:* ida, *à gauche, transporte l'énergie descendante et* pingala, *à droite, transporte l'énergie ascendante. Ils apportent l'énergie jusqu'au* sushumna nadi. *Les chakras correspondent aux points d'intersection de ces trois lignes.*

Pendant la méditation, on peut se concentrer sur les chakras qui se situent à des endroits où l'on perçoit de l'énergie émotionnelle et spirituelle. Quand l'énergie circule entre les chakras, tout va bien. Mais les blocages sont à l'origine de maladies ; ils sont le résultat de tensions émotionnelles : conflit, perte, peur, anxiété ou encore stress.

Les chakras peuvent être déséquilibrés : ils sont soit trop stimulés soit pas assez. Ces déséquilibres expliquent certains de nos troubles. Par exemple, si vous n'arrivez pas à parler pendant une réunion, est-ce un problème physique ? Est-ce un mal de gorge qui vous empêche de parler ? Non. Alors peut-être avez-vous le chakra de la gorge bloqué ? Êtes-vous suffisamment sûr de vous ? Votre confiance en vous a-t-elle récemment pris un coup ? Peut-être pourriez-vous travailler sur cette zone pour stimuler ce chakra ? Vous pourriez chanter, méditer, parler à quelqu'un.

À l'inverse, si votre chakra de la gorge est trop stimulé, vous risquez de parler avant d'avoir bien réfléchi, de dire des choses blessantes (qui peuvent aussi être liées à une colère latente). Si votre chakra du troisième œil n'est pas assez actif, peut-être avez-vous du mal à vous connecter à votre imagination et à votre intuition. S'il est trop actif (du fait d'un stress ou d'un traumatisme), vous risquez par exemple de faire beaucoup de cauchemars. Les déséquilibres des chakras ne sont pas la cause du problème, mais un symptôme. Ils peuvent être corrigés avec du yoga, de la méditation, des incantations et des rituels.

La kundalini et les chakras

La kundalini est une forme d'énergie primale située à la base de la colonne vertébrale. Elle est représentée comme un serpent, parfois comme une déesse. Cette énergie monte depuis le muladhara chakra, le long du *sushumna nadi* et passe par chaque chakra. Lorsqu'elle monte, on se sent illuminé – on ressent une profonde transformation de son état de conscience.

On peut réveiller la kundalini par le hatha yoga, le pranayama, les mudras, les mantras et les visualisations (nous en dirons davantage dans les derniers chapitres de ce livre).

Dans le kundalini yoga, né d'une fusion entre les cultures hindoue et sikh, le pratiquant se concentre sur sa puissance et son énergie en étant son propre gourou. Ce yoga permet d'établir de fortes connexions avec ses centres énergétiques et ses chakras. Il repose sur deux magnifiques mantras :

ong namo guru dev namo

« Je m'incline devant la sagesse divine
qui est en moi. »

Ainsi que l'appel au divin maître qui se trouve en moi pour qu'il me guide :

sat nam

« Je suis la vérité. »

Sat nam est un *bija mantra* (un mantra « graine ») : c'est un son qui active les chakras. « Il est petit et puissant. Il fait pousser de grandes choses », explique Yogi Bhajan, qui a importé le kundalini yoga aux États-Unis en 1968.

UNE PRATIQUE PUISSANTE

Le kundalini yoga peut provoquer des réactions émotionnelles intenses, qui nous submergent. Alors allez-y en douceur. Personnellement, je finis presque toujours en éclatant de rire – un peu parce que je lâche émotionnellement, un peu parce que je ne me souviens jamais tout à fait des paroles des chants. Si vous voulez tester le kundalini yoga, trouvez un professeur expérimenté qui saura vous guider dans l'exploration de votre corps subtil. Je n'aime pas dire que travailler avec son corps et son énergie peut être dangereux, mais je vous recommande d'être prudent. Les personnes qui sont anxieuses ou qui ont des problèmes psychologiques en particulier doivent trouver un bon professeur et procéder en douceur pour éviter de se sentir débordées.

Les chakras au-delà du yoga

Les chakras ont été décrits par les yogis indiens, mais aussi par les Chinois et les bouddhistes. Ils apparaissent également dans des mythes, des légendes et la culture magique du monde entier.

De nombreuses traditions magiques occidentales, notamment en sorcellerie, ont adopté le système des chakras : plusieurs rituels intègrent l'ouverture et la fermeture des chakras, leur utilisation pour s'ancrer et se centrer, se protéger contre l'énergie négative. On peut guérir et renforcer son énergie en combinant un travail sur les chakras et de magnifiques pratiques de sorcellerie comme un travail avec les plantes, les bougies ou les cristaux (voir le tableau de correspondance p. 62).

Les chakras sont souvent représentés sous la forme de fleurs de lotus, avec de magnifiques lumières et couleurs. Ces représentations relativement modernes viennent de yogis qui, comme le psychanalyste Carl Jung, ont adapté le système des chakras aux Occidentaux.

Les chakras constituent un domaine d'étude si riche qu'il semble impossible (et peut-être inutile) de tout connaître. Un conseil : gardez ce qui marche pour vous, oubliez le reste.

Tous les livres sur les chakras proposent des idées et des modèles différents, en puisant parmi les multiples traditions. Je présente ci-dessous chaque chakra et ses propriétés dans les grandes lignes – il est bien possible que certaines des dimensions émotionnelles et psychologiques trouvent un écho chez vous. Cette présentation peut vous permettre de comprendre quelles parties de votre corps subtil ont besoin d'une attention particulière. Les chakras nous invitent à explorer notre énergie, ce qui est un très bon départ pour aller vers la guérison et l'équilibre. La solution ne viendra pas immédiatement : vos chakras ne vont pas s'ouvrir ou se fermer instantanément – tout comme on ne guérit pas instantanément d'une blessure physique. Alors laissez-vous du temps.

CORRESPONDANCES

Les correspondances sont des éléments, des saisons, des êtres, etc. qui possèdent des liens entre eux. Les tableaux de correspondances nous aident à préparer des incantations, rituels et autres pratiques. Par exemple, la lune est associée aux couleurs blanc et argent, et aux animaux nocturnes comme la chauve-souris et le papillon de nuit.

On peut utiliser les correspondances proposées dans des livres – notamment celles-ci –, mais aussi créer les siennes.

Chakra racine

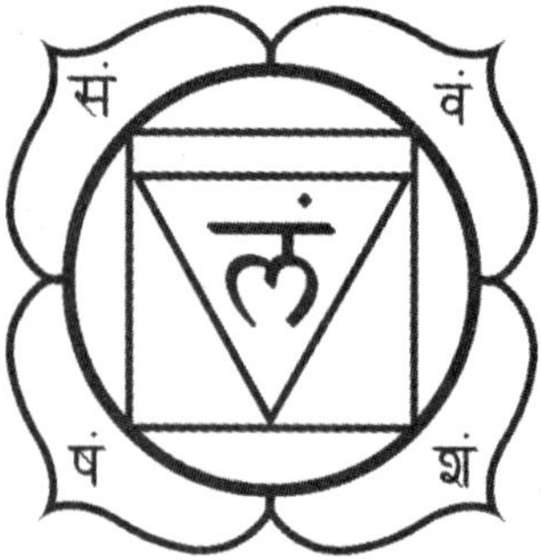

Nom sanskrit : *Muladhara* (racine, fondation)
Emplacement : base de la colonne vertébrale
Couleur : rouge
Fleur : lotus à quatre pétales de forme triangulaire
Élément : terre
Parties du corps humain : pieds, sacrum, colonne vertébrale, ovaires et testicules
Dimension psychologique et émotionnelle : apporte stabilité, sécurité et estime de soi. Un manque de confiance en soi peut venir d'un mauvais fonctionnement de ce chakra.
Mantra : *Lam*

Mes racines me soutiennent,
je suis ancré, en sécurité.

Chakra sacré

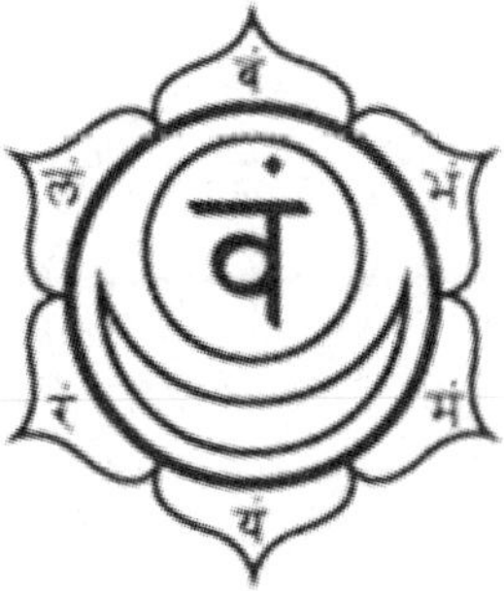

Nom sanskrit : *Svadhishthana* (lieu où se trouve le moi)
Emplacement : bas-ventre (sous le nombril)
Couleur : orange
Fleur : lotus à six pétales
Élément : eau
Parties du corps humain : organes de la reproduction, système urinaire et glandes surrénales. Chez les femmes, c'est la source du flux physique des menstruations et du flow créatif.
Dimension psychologique et émotionnelle : stimule la créativité et la joie. Si ce chakra n'est pas suffisamment activé, on risque de manquer d'enthousiasme et d'inspiration.
Mantra : *Vam*

Je me connecte au flow de la vie.

Chakra du plexus solaire

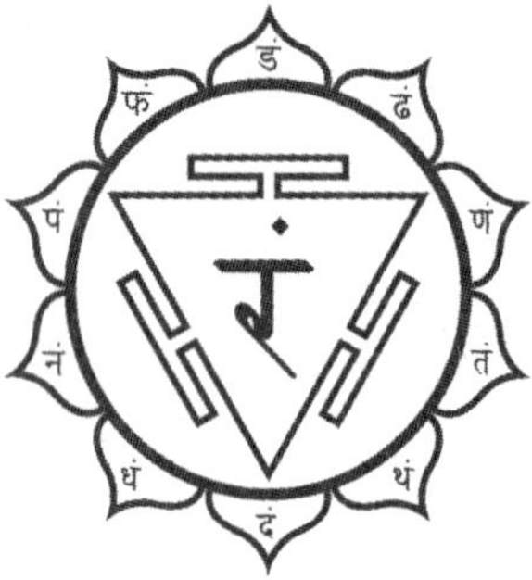

Nom sanskrit : *Manipura* (lieu du joyau)
Emplacement : entre le nombril et le sternum
Couleur : jaune
Fleur : lotus à dix pétales
Élément : feu
Parties du corps humain : estomac, foie et pancréas
Dimension psychologique et émotionnelle : énergie, enthousiasme et détermination. Ce chakra nous donne de l'énergie pour réaliser nos tâches quotidiennes et atteindre nos objectifs. S'il est trop actif, on risque d'être colérique et agressif. Bien équilibré, il nous aide à ressentir notre puissance.
Mantra : *Ram*

Je suis paisible,
je suis puissant,
je rayonne.

Chakra du cœur

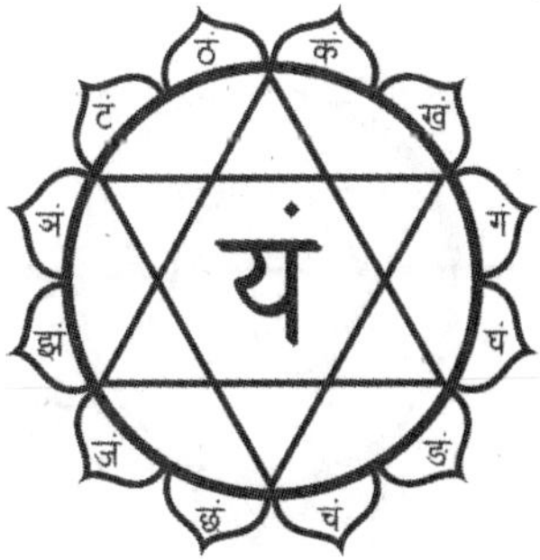

Nom sanskrit : *Anahata* (son éternel)
Emplacement : centre de la poitrine, espace du cœur
Couleur : vert
Fleur : lotus à douze pétales qui forme deux triangles, l'un pointant vers le haut, l'autre vers le bas (symbole de l'union du corps physique et du corps subtil au niveau du cœur)
Élément : air
Parties du corps humain : cœur, poumons, système circulatoire et thymus
Dimension psychologique et émotionnelle : lorsqu'il est équilibré, ce chakra nous permet d'exprimer l'amour, la compassion et la paix qui est en nous. Ouvrir son cœur à d'autres personnes est la meilleure façon de guérir ce chakra.
Mantra : *Yam*

Je m'accorde à la fréquence de l'amour.

Chakra de la gorge

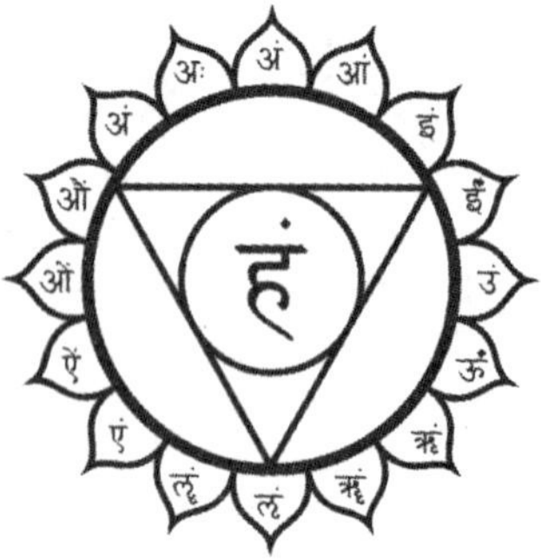

Nom sanskrit : *Vishuddha* (pure)
Emplacement : base du cou, à l'endroit où les clavicules se rejoignent
Couleur : bleu turquoise
Fleur : lotus à seize pétales
Élément : éther
Parties du corps humain : gorge, oreilles, bouche et thyroïde
Dimension psychologique et émotionnelle : lié à la communication, à l'expression, à la sagesse et à la vérité. Bloqué ou affaibli, ce chakra provoque frustration et dépression – on ne se sent pas entendu ni reconnu, on ne parvient pas à dire sa vérité.
Mantra : *Ham*

Je me connecte à ma vérité.

Chakra du troisième œil

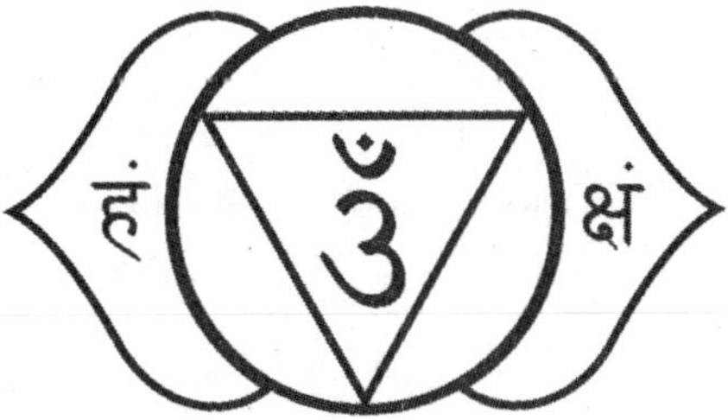

Nom sanskrit : *Ajna* (maîtrise, autorité)
Emplacement : entre les sourcils
Couleur : bleu profond
Fleur : lotus à deux pétales
Élément : esprit
Parties du corps humain : glande pinéale, hypophyse et hypothalamus
Dimension psychologique et émotionnelle : concentration, clarté, sagesse, imagination et intuition. Ce chakra affecte notre capacité à prendre du recul sur la vie et à regarder en face nos expériences passées.
Mantra : *Om*

Mon esprit est ouvert,
j'élargis ma conscience.

Chakra couronne

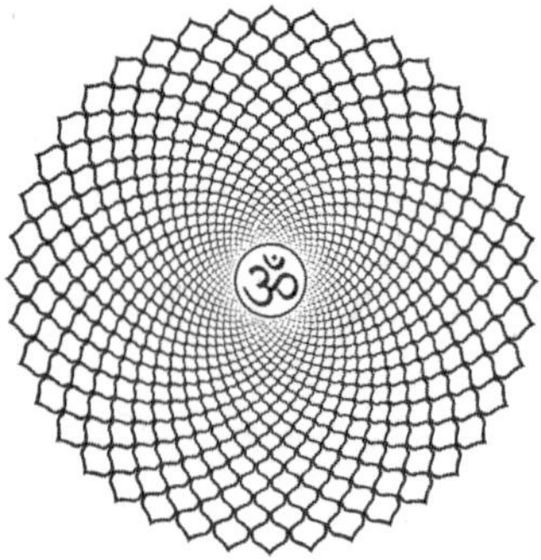

Nom sanskrit : *Sahasrara* (aux mille pétales)
Emplacement : sommet de la tête
Couleur : violet
Fleur : lotus à mille pétales, symbole de l'illumination
Élément : esprit
Parties du corps humain : cerveau, cortex cérébral et système nerveux central
Dimension psychologique et émotionnelle : connexion à la conscience et à l'esprit universel, à l'univers, ce chakra a une influence sur la volonté et l'idéalisme. Il est la clé pour renoncer à nos désirs liés à la terre et à l'ego, et nous unir à notre moi supérieur.
Mantra : *Om*

Je suis connecté à l'énergie de l'univers.

Tableau des correspondances : soigner les chakras

Cette liste des chakras a-t-elle mis en lumière un point sur lequel vous travaillez en ce moment ? Vous vous identifiez peut-être au chakra de la gorge si vous vous sentez mal compris dans votre famille ? Au chakra du cœur si vous vivez un chagrin ou une perte ? Ce tableau indique certains des éléments associés à chaque chakra pour vous aider à les soigner – en complément d'un travail de concentration et de méditation.

Cette liste vous permettra d'explorer plus en profondeur un chakra particulier. Si vous vous sentez instable, peu « secure », vous aurez sans doute fait un lien avec le chakra racine. Commencez par faire des méditations qui ancrent le mental. Puis mettez une cornaline dans votre poche, utilisez des huiles essentielles enracinantes, et préparez-vous un bon petit plat à base de légumes racines.

Ce tableau est une boîte à outils. Explorez-le et gardez ce qui fonctionne le mieux pour vous.

Chakra	Asana	Huiles essentielles	Végétaux	Cristaux calmants	Remèdes
Racine	La Mon-tagne	Patchouli, myrrhe, cèdre, vétiver	Racine de pissenlit, sauge, gingembre	Cornaline	Pommes et légumes racines
Sacré	La Déesse	Santal, orange	Hibiscus, calendula	Ambre	Oranges, man-darines, fruits à coques
Solaire	Le Croissant de Lune	Genévrier, citron	Citron-nelle, fenouil, cannelle	Citrine	Céréales
Cœur	La Déesse allongée	Rose, néroli	Rose, jasmin	Quartz rose, émeraude, péridot	Légumes à feuilles, thé vert
Gorge	Le Poisson	Lavande, romarin	Mélisse, eucalyptus	Turquoise	Liquides nourris-sants : jus, soupes, thés
Sourcils	L'Enfant	Oliban, basilique	Passiflore, menthe	Lapis-lazuli	Raisin, myrtille, chocolat, épices
Couronne	La Posture facile	Jasmin	Lavande, racine de lotus	Améthyste	Passer du temps dans la nature, se connecter à l'univers

AU-DELÀ DES SEPT CHAKRAS

Outre les sept principaux chakras, il existe une centaine de chakras dans le corps humain et une multitude de chakras « transpersonnels » et « subpersonnels » (centres énergétiques dans l'espace qui nous entoure). En voici quelques-uns :

- *Chakra de l'Étoile de l'âme : très lié au chakra couronne, il se trouve juste au-dessus de la tête.*
- *Chakra de l'Étoile de la terre : il se situe dans la terre, sous nos pieds.*

Certains pensent de plus que des chakras sont éparpillés sur toute la terre.

- *Le chakra du cœur se trouve à Glastonbury/Avalon, en Angleterre.*
- *Le chakra de la gorge au mont Fuji, au Japon.*
- *Le chakra du plexus solaire à Uluru, en Australie.*

Quelles sources d'inspiration pour votre prochain tour du monde !

Les déesses des chakras

Les deux premières déesses ci-dessous sont directement liées à la mythologie hindoue et aux chakras. Mais on peut aussi associer les chakras à des déesses d'autres panthéons. Si vous voulez par exemple travailler sur le cœur, invoquez des déesses de l'amour et de la compassion comme Kuan Yin et Aphrodite.

Shakti (mythologie hindoue) personnifie la puissance créatrice féminine, la force qui anime l'univers. Son énergie se trouve notamment dans l'Uladhara chakra. Sachez que l'éveil de la kundalini peut également provoquer l'éveil de l'énergie de votre shakti !

Bhairavi (mythologie hindoue) est la déesse de la kundalini et, peut-être, une incarnation de Shakti. Vivant dans le Muladhara chakra, elle est présentée comme une reine assise sur un lotus ou une redoutable déesse du feu. Son nom, signifiant « qui inspire le respect », désigne aussi une femme experte en kundalini yoga. Si vous avez atteint l'état de Bhairavi, c'est que vous êtes aussi courageuse et puissante que cette déesse.

Inanna (mythologie sumérienne), pour descendre dans le monde des morts, a dû traverser sept portes et laisser un vêtement à chacune d'elles. Ces sept portes représentent les sept chakras qu'elle doit traverser pour arriver, nue, aux enfers. Bref, pour aller au plus profond de soi-même, pour revenir à ses racines (au chakra racine), il faut muer et se défaire des enveloppes que la vie nous a données – des années de stress, de pression, d'attentes.

Conclusions

Autrefois, l'anatomie humaine était nettement moins bien connue qu'aujourd'hui. Malgré tout, les yogis sont parvenus à identifier les zones essentielles du corps : chaque chakra se trouve à un endroit d'une importance physique cruciale. Ainsi, les chakras peuvent nous aider à nous connecter intuitivement à des zones énergétiques du corps que nous ne voyons pas.

Il est plus facile de résoudre des problèmes du corps physique que ceux du corps subtil – quand on se coupe avec des ciseaux par exemple, la cause du problème, la blessure et la solution sont évidentes. Mais quand on se sent plein de doutes, ou dans un état général d'insécurité ? Quelle en est la cause ? Comment cheminer vers la guérison ? Il faut explorer ses pensées, ses émotions et son énergie pour répondre à toutes ces questions. La guérison du corps subtil demande un travail d'introspection, un travail qui prend plus de temps.

Le corps physique s'épanouit quand l'énergie circule librement en lui. Si elle est bloquée, en cas de stress ou de traumatisme par exemple, on se déséquilibre, on ne parvient plus à digérer ses pensées et ses émotions, et on risque davantage de se blesser et de tomber malade. C'est un excellent exemple de *smarana* – le souvenir de ce que l'on savait. Avant, nous savions probablement que l'excès de stress et d'émotions nuit à la santé. Mais aujourd'hui, quelquefois, nous l'oublions. Nous pouvons alors travailler sur les chakras pour prendre conscience de ce qui est bloqué en nous, concentrer notre énergie et induire des changements positifs. Ce travail sur nos blocages nous aidera à raviver notre feu intérieur – dont la lumière couvre tout le spectre de l'arc-en-ciel et des chakras !

CHAPITRE 3

S'ANCRER

En yoga comme en sorcellerie, être bien ancré est essentiel pour travailler sur son énergie en toute sécurité et durablement. Lorsqu'on n'est pas ancré, on n'est pas concentré, on s'éparpille. On est de mauvaise humeur, sur les nerfs, distrait ou déconnecté. A contrario, une personne ancrée est concentrée, posée dans son mental et son corps. Certains y parviennent mieux que d'autres. Apprendre à s'ancrer fermement apporte force et confiance, deux choses très utiles pour toute pratique spirituelle. Les yogis comme les sorcières parlent d'ailleurs beaucoup d'ancrage, de connexion à la terre.

S'ancrer, c'est habiter pleinement son corps physique, c'est prendre conscience de son corps et de sa connexion à la terre. Le yoga se pratique pieds nus pour faciliter l'ancrage. Les pieds constituent d'ailleurs les fondations de la plupart des postures. Un transfert d'énergie se produit parfois entre le corps et la terre : on envoie de l'énergie négative dans la terre et on puise dans son énergie positive illimitée pour recharger ses batteries. Une méditation quotidienne sur l'ancrage contribue à rester en bonne santé physique, mentale et émotionnelle.

Quand on est stressé, à cran ou au contraire dans la lune, on a tendance à accumuler des tensions dans le haut du corps – avec une respiration saccadée, un cœur qui bat la chamade, les mâchoires et les poings crispés… Le corps est prêt à bondir et à passer à l'attaque. On a besoin de se calmer, de reconnecter son corps et son mental à la terre.

Pratique quotidienne

Travailler son ancrage au quotidien permet d'être moins stressé, plus concentré, plus heureux. C'est un travail bénéfique à tous. Et les manières de le faire sont multiples. Je vous livre ici quelques pistes. À vous de les explorer et de voir lesquelles vous conviennent le mieux.

On se lève le matin, on boit son thé ou son café, on se douche, on s'habille, on va travailler, on s'arrête peut-être dans une salle de sport le soir en rentrant, on dîne, on regarde un peu la télévision pour enfin aller se coucher. Il n'est pas rare de vivre une journée entière, une semaine, voire un mois sans jamais mettre nos pieds, nus, en contact avec la terre.

On croit souvent que, pour s'ancrer, il faut faire des rituels élaborés. Personnellement, je pense qu'il suffit de faire des choses toutes simples qui nous mettent en contact avec la terre – marcher pieds nus, toucher le sol de ses mains, s'asseoir ou étirer son corps par terre. En tous les cas, c'est un bon début ! Certaines personnes aiment se connecter à la terre par l'imagination – par la méditation ou la visualisation – en plus d'un contact physique ou indépendamment, lorsque ce contact est impossible (dans un métro bondé ou en avion par exemple).

Votre mission pour ce mois-ci : dès que possible, même si ce n'est que pour cinq minutes, retirez vos chaussures et sortez marcher sur l'herbe, le sable ou la terre. Allez dans votre jardin ou dans un parc vous asseoir ou vous allonger par terre. Par temps froid ou humide, à la place, touchez des objets qui viennent de la terre – posez les mains sur le tronc d'un arbre, ramassez des pommes de pin... Je vous propose ci-dessous quelques techniques complémentaires pour bien vous ancrer.

Conscience corporelle

Si on ne peut pas toucher la terre, on peut porter son attention sur son corps pour aider son énergie à se poser. Placez vos mains sur le cœur ou sur le ventre ; prenez le temps de vous connecter à votre corps et à votre souffle. Dirigez votre conscience sur le sommet de votre tête, puis descendez le long du corps jusqu'au bout des orteils. En méditation, cela s'appelle un « scan corporel ». Il s'agit simplement de prendre le temps de scanner tout son corps pour dénouer les éventuelles tensions, sans faire de mouvements particuliers.

Méditation sur la racine

Imaginez que votre énergie descende dans vos jambes jusque dans la terre. Les racines qui partent de vos pieds s'enfoncent dans le sol pour puiser l'énergie de la terre. Sentez cette énergie jaillir dans tout votre corps. Sentez-la ensuite redescendre par vos racines. On peut ainsi créer un cycle énergétique et se rééquilibrer.

Activité physique

L'activité physique permet de se débarrasser d'un trop-plein d'énergie. Le yoga peut ici nous être d'une grande aide ! (Mais rappelez-vous que l'ancrage est aussi important en yoga qu'en sorcellerie.) Certaines activités simples – marcher en pleine nature, sortir respirer l'air frais – favorisent aussi l'ancrage et la détente.

Éléments propices à l'ancrage

Les cristaux, les plantes, les épices, les huiles essentielles et certains objets personnels peuvent nous aider à nous ancrer et à nous connecter à la terre. C'est par exemple le cas de la cornaline, du curcuma et de l'huile essentielle de cèdre.

Chakras

Travaillez vos chakras, notamment le chakra racine. Asseyez-vous confortablement dans l'herbe, sur la terre ou un rocher, et, dans une visualisation, imaginez que vous connectez votre chakra racine, à la base de la colonne, avec la terre.

L'ancrage en magie

Faire un travail d'ancrage avant une incantation ou une cérémonie permet d'être plus concentré. Après, cela permet de revenir à un état de calme. Comme toute activité qui nécessite une forte concentration, les pratiques magiques nous laissent parfois fatigués, physiquement et mentalement, quelquefois même un peu dans les nuages. En faisant un travail d'ancrage, on peut prévenir et atténuer cet état, et ramener son esprit dans le monde « réel » – ce n'est pas rien si vous devez prendre votre voiture pour rentrer chez vous !

Pour s'ancrer avant une cérémonie, on pratique souvent une méditation ou une visualisation. La personne qui dirige un rituel en groupe peut inviter les participants à faire une méditation guidée. En complément, souvent, on « appelle les directions » ; c'est une pratique qui fait partie de l'ouverture et de la clôture de nombreuses cérémonies. (Mais vous en apprendrez plus sur ce point au chapitre 12.)

L'ancrage en yoga

Il est essentiel d'être bien ancré, physiquement et mentalement, pour pratiquer le yoga (et la pleine conscience). On s'ancre physiquement et on prend conscience de son corps pour s'enraciner et établir une connexion stable avec la terre. Pendant la pratique, on prend le temps d'observer la façon dont ses pieds et ses mains sont en contact avec le sol ; ce sont les fondations de tous les asanas, et elles doivent être solides.

S'ancrer, c'est aussi porter son attention sur l'ici et maintenant. Nous connaissons tous cette impression d'être entièrement dans notre tête, de trop penser, d'avoir l'esprit qui papillonne, d'être submergé par l'effervescence du monde extérieur. Moi qui suis du signe de la balance, je connais très bien cet état. Au contraire, l'ancrage, c'est un sentiment de calme et de solidité, c'est l'équilibre entre le monde qui bouge sans cesse et la solidité de la terre. En recréant un lien avec la terre, on se sent plus soutenu, on se souvient de la force qui est en nous.

Postures de yoga pour s'ancrer

L'Arbre

Les postures d'équilibre comme l'Arbre apaisent la respiration et favorisent la concentration, et donc la stabilité. Mettez-vous debout, les pieds fermement ancrés dans la terre, et amenez le poids du corps dans le pied gauche. Placez la plante du pied droit contre l'intérieur de la cuisse ou du mollet gauche. Grandissez-vous tel un puissant chêne et joignez les mains devant le cœur. Respirez. Pour vous aider, posez le regard sur un point fixe devant vous – en yoga, on appelle ces points *drishtis*.

La Montagne

Tenez-vous debout comme une montagne. Sentez vos racines dans la terre, grandissez tout votre corps, ouvrez le cœur et les épaules, ouvrez le pli des coudes vers l'avant. Très bien ! De l'extérieur, vous êtes une magnifique montagne, de l'intérieur, vous êtes ancré, puissant, inébranlable – une force de la nature !

L'Enfant

Dans les positions où la tête est en dessous du cœur, le système nerveux ralentit et se calme. C'est pourquoi l'Enfant est une posture restaurative si puissante. Mettez-vous à genoux, écartez les genoux un peu plus que les hanches et mettez les gros orteils en contact. Posez les fesses sur les talons et les paumes de main au sol devant vous. Relâchez le front au sol.

Flexions avant

Paschimottanasana, selon son nom sanskrit, signifie « étirement vers l'ouest », en direction du soleil couchant. Pour moi, c'est donc une posture pour se poser et se reposer. Asseyez-vous jambes tendues devant vous et pivotez le haut du corps vers l'avant à partir des hanches, en gardant la colonne longue. Posez les mains sur les jambes. Allongez le haut du corps. Relâchez la nuque.

Savasana

Le Cadavre est une posture de relaxation profonde. Allongez-vous sur le dos et prenez quelques instants pour vous installer confortablement. Laissez la Terre-Mère vous porter. Abandonnez-vous.

La déesse propice à l'ancrage

Banbha (mythologie celtique) est une généreuse Terre-Mère, comme Gaïa, Pachamama et Terra. Elle est aussi la déesse des abris et des cercles de pierre. Connectez-vous à elle pour lui demander de bénir votre sécurité et votre ancrage, trouvez un cercle de pierre (ou des pierres qui revêtent une importance à vos yeux). Marchez en son honneur en suivant les contours du cercle – connectez-vous à cet espace dans le calme et la gratitude. Si vous voulez, vous pouvez demander sa bénédiction et lui laisser une offrande. Par souci écologique, je vous invite à laisser un objet que vous aurez trouvé en chemin – pomme de pin, baie ou feuilles tombées par exemple.

Conclusions

Dans mes méditations, je parle souvent de nous détacher de tout ce qui se trouve à l'extérieur de notre corps, pour ne garder dans notre conscience que les « racines » de ce que nous sommes : le corps, l'esprit, le cœur et le souffle. En conclusion de ce chapitre, je souhaite souligner une chose : la terre vous soutiendra toujours. Vous avez tout ce dont vous avez besoin : un sol sous les pieds, de l'air dans les poumons, du sang dans les veines, le feu vital, un cœur et un esprit en vie. Même si cela ne signifie pas que vous échapperez aux difficultés, au chagrin, à la colère et à la douleur, rappelez-vous que vous êtes suffisamment fort pour faire face à tout ce qui vous arrivera dans la vie. Tant que la terre résistera, vous résisterez aussi.

CHAPITRE 4

LA MÉDITATION

Dans l'histoire du yoga, la méditation est arrivée bien avant les postures d'équilibre. Selon les *Yoga Sutras* de Patanjali, l'union qu'est le yoga ne peut se faire qu'avec un mental calme. Et c'est précisément le but de la méditation. Arriver à un état de calme mental en apaisant le corps, l'esprit et les sens, ce qui, ensuite, apaise le système nerveux. Pour Patanjali, la méditation commence lorsqu'on comprend que notre quête sans fin de choses qui, croyons-nous, nous apporteront plaisir et sécurité, ne pourra jamais être pleinement satisfaite. Nous ne serons jamais comblés par ce qui vient de l'extérieur, aussi devons-nous nous tourner vers l'intérieur. Une observation qui garde toute sa pertinence aujourd'hui !

Les trois derniers des huit membres du yoga – *dharana* (la concentration), *dhyana* (la méditation) et *samadhi* (la béatitude) – sont étroitement liés entre eux et constituent ensemble *samyama* (la maîtrise de soi), qui désigne la pratique intérieure du chemin yoguique. La méditation permet de concentrer son mental, d'entrer dans un état de conscience différent, et d'observer les choses qui nous affectent, qu'elles viennent de l'intérieur et de l'extérieur. Dans cet état de conscience altéré, on a parfois l'impression de pouvoir contacter son moi intérieur ou de communiquer avec le divin / l'univers / l'âme. La méditation est généralement associée au yoga et aux religions asiatiques, mais elle fait aussi partie intégrante de la magie. Elle sert notamment de point de départ à des techniques comme la projection astrale.

FRANCHIR LA FRONTIÈRE – LA MAGIE DE LA SORCIÈRE DES HAIES

La Hedge Witch, *ou sorcière des haies en français, aime les jardins et les forêts, certes. Mais le mot hedge, « haie », renvoie ici à la haie symbolique qui sépare notre monde et le royaume des esprits, l'autre monde. Ces sorcières évoluent de fait entre deux mondes. Et elles se servent de la méditation pour « passer » dans d'autres univers ; on parle parfois de «* hedge riding *». Mais, au fait, les sorcières volent-elles vraiment ? C'est un stéréotype qui a la peau dure. Cette image vient sans doute du fait que la sorcière des haies entre dans des états de conscience altérés, qu'elle « vole » vers d'autres mondes à des fins thérapeutiques, pour acquérir un savoir, se connecter à des ancêtres, trouver l'inspiration pour créer des incantations. Une sorcière des haies, tel un shaman, est une médiatrice entre le monde humain et le monde surnaturel.*

La méditation est une pratique très simple, mais pas nécessairement facile. Il peut en effet être difficile d'apaiser son mental, entre le bavardage incessant de notre petite voix intérieure et les distractions du monde extérieur. Certaines personnes aiment méditer pendant des heures ; d'autres une dizaine de minutes par jour. Le but n'est évidemment pas de s'endormir, mais si cela vous arrive, dites-vous que votre corps avait besoin de repos. On peut combiner méditation et visualisation dans une méditation guidée : on visualise une scène particulière. On peut imaginer ce que l'on veut, que l'on est détendu et heureux, ou alors que le projet auquel on travaille a réussi.

La magie de la méditation

La méditation a un effet bien réel sur le cerveau. techniques d'imagerie cérébrale nous montrent que nombreuses zones du cerveau sont modifiées pendant après la méditation. Avec la pratique, on devient plus calme, plus empathique, plus équilibré. Mais pour cela, il faut beaucoup méditer. Pourquoi ? C'est comme pour le piano, la pratique crée et entretient des réseaux neuronaux spécifiques. Avec le temps, la méditation nous aide à bien mieux maîtriser notre esprit et à ne plus réagir de façon automatique.

La pratique régulière de la méditation consolide ces nouvelles voies neuronales. La concentration, c'est un peu comme un muscle, il faut la travailler. Un comportement induit des signaux électriques dans le cerveau qui forment des réseaux, lesquels se renforcent lorsque ce comportement se répète. C'est ce qu'on appelle l'habitude. Se jeter

sur la boîte de glace au chocolat chaque fois qu'on a eu une rude journée au boulot peut devenir une habitude. Méditer aussi. En plus, si vous méditez régulièrement, il risque de vous arriver beaucoup de belles choses. En voici quelques-unes :

- **On est plus concentré.** Méditer, c'est se concentrer et observer en conscience son esprit lorsqu'il vagabonde. La méditation améliore la concentration, même quand on n'est pas en train de méditer.
- **On se laisse moins distraire,** ce qui améliore par ailleurs la mémoire.
- Plus on médite, **moins on est anxieux.** Des études sur le cerveau montrent que la pratique régulière de la méditation et de la pleine conscience affaiblit certaines voies neuronales et fait rétrécir l'amygdale, siège de la peur. La méditation sur des images positives renforce cet effet.
- **On a plus de compassion.** La méditation stimule l'insula. Résultat : on ressent davantage de compassion (et on calme son amygdale, ce qui atténue les réactions de peur et de colère). Ainsi, la méditation nous aide à nous mettre à la place des autres.
- Face à une chose négative – stress, peur, contrariété… –, la méditation nous permet de la **regarder avec calme** (au lieu de réagir de façon mécanique).
- Quand on est sous pression, la méditation nous aide à être **plus efficaces et moins stressés.**
- La méditation **stimule le bon fonctionnement cérébral** en synchronisant les hémisphères droit et gauche du cerveau.

- La méditation **augmente la production de dopamine et de sérotonine** – nos hormones du bonheur – par le cerveau.

Formes simples de méditation

Pas besoin de tout savoir sur la méditation pour la pratiquer. Et en cueillir les fruits. Voici quelques pratiques très simples pour bien démarrer.

Méditation sur la respiration

Méditer sur la respiration, c'est se concentrer sur son souffle.

Asseyez-vous confortablement et observez l'air entrer et sortir de vos narines. Observez aussi votre ventre se gonfler et votre thorax se soulever à l'inspiration. Observez-les se vider à l'expiration. Lâchez prise pour être avec votre souffle, sans essayer de le contrôler ni de le modifier, sans vous juger. Observez, c'est tout. Inspirez. Expirez.

Continuez pendant cinq minutes. (Utilisez un réveil au besoin.)

Scan corporel

Les tensions du corps et du mental nous polluent. La méditation vise donc à apaiser toutes ces tensions. En position assise ou allongée, visualisez tout votre corps et relaxez-vous. Respirez lentement. Imaginez qu'à chaque expiration, vous relâchez dans le sol une partie du corps et qu'elle se débarrasse de toutes ses tensions. Commencez par les orteils, puis remontez vers les jambes et le reste du corps, jusqu'au sommet de la tête.

La pleine conscience

Dans la pleine conscience, on porte son attention sur l'instant présent, en acceptant les émotions, les pensées et les sensations qui se présentent. Parfois, le mental vagabonde, on perd le contact avec son corps, on se perd dans ses pensées, ses regrets, ses peurs. Et tout cela rend anxieux. La pleine conscience, c'est être pleinement présent : ramener sans cesse son attention sur l'endroit où on est, sur ce qui est en train de se passer.

Yoga Nidra

Le Yoga Nidra, ou « sommeil yoguique », est une technique de méditation. On le pratique allongé en Savasana (posture du Cadavre).

Tout le monde peut faire du Yoga Nidra. Les cours de yoga dynamique, c'est formidable, mais ce n'est pas pour tout le monde. En Nidra, il suffit de s'allonger au sol (ou de se détendre en position assise) et de suivre la voix du professeur. Comme c'est une pratique guidée, il est plus facile de rester concentré que pendant une méditation standard. Vous ne vous rappellerez probablement pas tout ce qu'a dit votre professeur pendant ce sommeil yoguique. Il est même très possible que vous vous endormiez vraiment ! Pas de problème. Votre inconscient a sans doute absorbé beaucoup de choses. En tous les cas, votre corps s'est bien reposé !

Le Yoga Nidra favorise le sommeil profond et la relaxation. Il apporte un sentiment de paix intense. Il ouvre un espace à partir duquel explorer vos besoins et travailler sur vos vieilles tensions.

Le déroulement d'une séance de Yoga Nidra peut varier, mais elle se compose généralement d'un moment de relaxation mentale et corporelle, puis d'une méditation guidée pour amener le mental à glisser dans un état de repos conscient. Elle peut durer de quelques minutes à une heure. Je fais toujours un scan corporel, puis une méditation guidée.

Le Yoga Nidra peut aussi constituer une pratique spirituelle d'étude de soi (*svadhyaya*) et une forme de *pratyahara* (retrait des sens). Dans ce voyage vers les profondeurs de notre esprit, qui se fait en toute tranquillité, nous pouvons en effet puiser un savoir et de l'inspiration.

Vous aurez peut-être envie de faire un peu de Yoga Nidra lors de votre routine du soir, ou pour faire une pause au milieu d'une journée chargée. C'est parfait. Les sorcières le pratiquent pour célébrer l'Esbat, faire certains rituels, ou explorer le monde en imagination.

Manifestation et visualisation

La visualisation et la manifestation sont des pratiques utilisées pour se concentrer et maîtriser la puissance de son esprit, et pour favoriser la réalisation de ses objectifs. Des études montrent que lorsqu'un athlète se visualise en train de remporter une compétition ou de pratiquer une certaine technique, ses performances ont tendance à s'améliorer dans la vraie vie. On peut par exemple visualiser un entretien d'embauche – pendant lequel on répond aux questions avec confiance et on montre son vrai moi.

Et pourquoi ne pas se visualiser en train de faire le travail auquel on a postulé ? On peut aussi avoir recours à une incantation magique ou une visualisation pour accompagner ses pratiques de manifestation. Les visualisations positives sont comme des répétitions générales pour le cerveau ; elles créent un état d'esprit positif face à un événement. Ni la manifestation ni la visualisation ne garantissent le succès, évidemment, mais elles peuvent s'avérer très utiles, et ce de multiples manières (elles nous aident notamment à être positifs et à croire en nous, et limitent les risques d'autosabotage conscient ou inconscient).

La réalisation de nos rêves commence en nous. La manifestation est une incantation ou un rituel qui consiste à se projeter tel qu'on aimerait être, sur la voie que l'on aimerait suivre. Nos pensées influencent nos émotions, lesquelles influencent nos actions et la vie que l'on se crée. La manifestation repose sur l'idée que nos croyances ont un immense pouvoir et affectent la façon dont nous voyons l'univers.

Dans une manifestation, le mieux est de se concentrer sur la voie que l'on aimerait suivre d'une manière générale plutôt que sur des éléments précis. C'est notamment vrai au chapitre vie sentimentale : vous ne pouvez pas forcer une personne à être attirée par vous ; vous pouvez en revanche inviter l'amour dans votre vie. Vous pouvez rechercher une relation dans laquelle vous vous sentez aimé et en sécurité. Pour un emploi, un projet, une maison, vous pouvez être plus précis, mais attendez-vous à ce que les choses ne se réalisent pas exactement de la manière dont vous le souhaitez. Vous n'aurez peut-être pas le poste qui vous attire, mais ayez confiance : la vie vous mènera à un endroit où vous vous sentirez mieux.

RESTEZ POSITIF !

Les techniques de manifestation doivent être utilisées pour obtenir quelque chose de positif – jamais pour nuire à quelqu'un, ce qui relèverait du domaine des sortilèges et des malédictions. Ne serait-ce que pour votre karma ou pour le Wiccan Rede, ou parce que cette énergie négative risque de vous être renvoyée au centuple, mieux vaut éviter de créer plus de négativité dans ce monde. Mettez-vous en colère si vous en avez besoin, criez, hurlez, jetez des objets, et puis lâchez prise. En s'accrochant à sa colère, on risque de devenir amer et cruel, et de vouloir se venger. Aidez-vous d'une incantation pour vous débarrasser de votre colère et coupez les ponts avec les personnes qui vous ont blessé. Vous avez le pouvoir de décider qui vous êtes, chaque jour. La colère et la vengeance ne sont pas des voies qui vous mèneront à la guérison.

Visualisation positive

La visualisation est comme une répétition avant une réussite. Elle crée des voies neuronales et les renforce, ce qui prépare le corps à agir en harmonie avec ce que l'on a visualisé. (Le mot sanskrit *samskara* désigne les empreintes laissées dans nos esprits par nos pensées.) Utilisez tous vos sens pour visualiser votre but et imaginez toutes les étapes par lesquelles vous passerez pour l'atteindre.

Mettez-vous dans une position de relaxation confortable.

1. Concentrez-vous sur votre objectif

Définissez votre objectif. Vous voulez avoir un meilleur travail, guérir d'une blessure, être plus heureux, en meilleure santé ?

2. Décrivez cet objectif dans le détail

Visualisez votre objectif comme si vous l'aviez déjà atteint, comme s'il était réalisé ici et maintenant. Visualisez-vous dans la situation en question – en faisant appel à tous vos sens pour reconstruire la situation mentalement. Imaginez-vous confiant, joyeux, authentique.

Que voyez-vous ? Quelles sont vos sensations olfactives, tactiles, gustatives ? Comment vous sentez-vous dans cette situation ? Par lesquelles de vos qualités brillez-vous – votre intelligence, votre force, votre humour ? Imaginez-vous être entièrement tel que vous aimeriez être. Avec autant de détails que possible. Habitez pleinement la personne que vous visualisez.

3. Recommencer

Refaire cette visualisation la renforcera. Essayez d'y consacrer quelques instants chaque jour pour mieux l'intégrer à votre réalité actuelle.

Rituel de manifestation

J'adore les bougies, alors je vous propose ce petit rituel de manifestation magique : faites brûler une bougie qui illumine votre objectif et le diffuse dans le monde. Vous pouvez choisir une bougie qui a un lien avec cet objectif.

Par exemple jaune pour la confiance en soi, la créativité, l'optimisme, la force personnelle ; orange pour la prospérité, la joie et le courage ; rose pour tout ce qui a trait à l'amour – la compassion, l'amitié, l'harmonie, la guérison et l'amour de soi ; rouge pour la fertilité, la passion et la force.

- Prenez le temps de vous ancrer et de vous préparer à ce rituel.
- La lune montante et la pleine lune sont des bons moments pour un travail de manifestation.
- Vous pouvez délimiter un cercle (voir chapitre 12) ou appeler les directions.
- Vous pouvez faire brûler un petit fagot de romarin (je les adore et je les fais moi-même) ou de sauge.
- Posez votre bougie sur une soucoupe (éventuellement sur votre autel) et asseyez-vous confortablement en face, avec du papier et un stylo à portée de main.
- Fermez les yeux et respirez profondément. Focalisez-vous sur le chakra du troisième œil, entre les sourcils.
- Visualisez votre objectif et ce que vous aimeriez manifester.

  Imaginez-vous activement en train de vivre cette réalité et concentrez-vous sur les sensations de cette expérience.
- Décrivez votre objectif / votre manifestation avec des mots, des dessins, un sigil – ce qui vous paraît juste sur le moment.
- Quand vous êtes prêt, dites tout haut votre objectif – dites-le à l'univers autant de fois que vous le voudrez.

Ensuite, pliez trois fois votre feuille de papier, glissez-la sous la soucoupe et reposez la bougie dessus.

- Envoyez l'énergie de votre intention à la bougie.
- Allumez la bougie, concentrez-vous sur sa flamme et envoyez votre intention dans sa lumière. Vous pouvez aussi dire quelque chose comme : « J'allume cette flamme. Je suis prêt à manifester tout ce que je désire. »
- Puis, quand vous êtes prêt, éteignez la bougie. Vous pourrez la rallumer chaque fois que vous le voudrez, pour revoir votre objectif ou lui redonner de la force, tant que vous travaillerez à la réalisation de vos rêves. Vous pouvez aussi changer de bougie si la première a entièrement brûlé.

SIGILS

Un sigil est un petit dessin qui représente un objectif. Pour le créer, généralement, on écrit une intention, puis on condense les lettres obtenues en une sorte de symbole. C'est une pratique créative magnifique pour illustrer vos objectifs, une forme de magie qui se glisse partout – sur un livre, une main, un vêtement, une bougie… Dans l'hindouisme, une image aux propriétés magiques s'appelle yantra. *Certains yogis méditent d'ailleurs sur les* yantras.

- Lorsque vous en avez fini avec cet objectif, allumez la bougie et laissez brûler votre vieil objectif. Vous pouvez dire quelque chose comme : « Avec gratitude, je me défais de cet objectif. »

Voici quelques pistes qui vous aideront dans vos manifestations.

- Définissez des objectifs clairs et procédez par petits pas.
- Créez un « vision board » (un tableau qui donne une vue d'ensemble) de ce que vous voulez manifester ou de la vie que vous recherchez.
- Créez une bouteille de sorcière (voir chapitre 12). Notez sur un papier les mots que vous voulez manifester, mettez le papier dans la bouteille et ajoutez un petit morceau de quartz ou de citrine pour favoriser la manifestation de vos rêves. Ensuite, conservez-la dans un endroit sûr et bien caché.
- Répétez une affirmation. Par exemple : « J'ai suffisamment de force et de connaissances pour parler en réunion. » « J'aime accomplir des pas en direction de mes objectifs. »

Les déesses de l'autre monde

Si vous voulez vous connecter à l'autre monde ou à vos ancêtres pour favoriser votre méditation ou votre visualisation, la sage et vénérable déesse Hécate est là pour vous.

Hécate (mythologie grecque) est la déesse des carrefours, de la lune et du monde des morts, mais aussi de la magie et de la sorcellerie. À la fois guide et gardienne, c'est une passeuse qui traverse les frontières entre les mondes – la terre, le ciel et les enfers – et se tient aux portes qui les séparent.

Hécate vous attendra aux carrefours – au croisement des chemins et des mondes, au moment d'un choix. Pleine de sagesse, elle a eu de nombreuses existences. Elle vient nous rappeler qu'il n'y a ni bon ni mauvais choix, pour nous sortir de la peur de mal choisir et de l'indécision. En nous connectant à la magie – à notre voix intérieure, à la sagesse de nos ancêtres, aux déesses, aux éléments –, nous pouvons faire des choix éclairés et avancer sur notre voie avec acceptation, en nous épanouissant. Oui, nous rencontrerons des difficultés et nous commettrons des erreurs, mais elles nous enseignent des leçons et elles nous grandissent.

Conclusions

La méditation est à la fois la chose la plus simple et la plus difficile au monde. C'est un lâcher-prise, un abandon, mais aussi une union avec quelque chose d'autre. La magie ? Une déesse ? L'autre monde ? La conscience universelle ? L'âme ? La réponse est différente pour chaque personne, et à chaque méditation. L'esprit est fait d'habitudes et les habitudes restent quand on découvre quelque chose de profond. Si nous voulons laisser la spiritualité se déployer en nous, nous devons être pleinement conscient de ce que nous faisons et pensons. La méditation joue un rôle essentiel dans la vie, et dans les cheminements spirituels et émotionnels.

Telle la déesse Inanna qui descend aux Enfers, nous nous débarrassons peu à peu des couches qui nous enveloppent – la peur, le consumérisme, la pression – pour parvenir à notre vrai moi. Depuis cet espace de liberté, nous voyagerons peut-être vers d'autres royaumes. Notre corps, notre souffle et notre esprit sont nos meilleurs alliés. Nous n'avons qu'à pratiquer.

CHAPITRE **5**

LE YOGA

J'ai commencé ce livre autour de cette phrase : « trouver sa magie sur le tapis ». La pratique du yoga permet de vivre la magie au quotidien, mais aussi de changer à jamais sa vie. Le yoga nous élève : il élève le corps, l'esprit et l'âme. D'un autre côté, il nous apporte les racines qui nous donneront force et stabilité, quelles que soient les épreuves de la vie. Notre corps est la demeure de l'essence divine que nous sommes. La pratique régulière du yoga crée de nouveaux réseaux neuronaux, de nouvelles manières de penser notre corps, notre esprit, notre cœur et notre âme. Ces réseaux apportent à leur tour le calme et la paix, ainsi qu'une présence dans l'ici et maintenant. Et ça, c'est franchement magique ! J'ai rassemblé ci-dessous quelques outils pour vous aider à créer ce merveilleux travail qu'est le yoga, tout comme on créerait une incantation magique…

Le pranayama

Le *prana* est la force vitale qui circule dans tous les êtres vivants et les connecte les uns aux autres – une force que d'autres appellent *chi*, déesse, Âme ou encore Énergie de l'univers. Par la pratique du yoga, on peut activer et dynamiser son *prana*. On ouvre son corps afin de permettre à cette énergie protectrice de bien circuler dans l'ensemble de celui-ci.

Le *pranayama* est une pratique visant à maîtriser sa respiration et, partant, son *prana*. Les yogis savent depuis des siècles – les sciences et la médecine modernes commencent tout juste à le découvrir – que le souffle a des pouvoirs restauratifs incroyables. Les anciens yogis se sont aperçus qu'en contrôlant leur respiration, ils pouvaient modifier leur état mental. L'exercice de pranayama que je propose ici permet de le faire en ralentissant la respiration. Il mobilise le système nerveux parasympathique, ce qui a un effet apaisant. La pratique consistant simplement à observer sa respiration pendant plusieurs minutes a des effets bénéfiques sur notre énergie et notre humeur. Et le pranayama, ces exercices respiratoires conçus pour exercer une action sur certains problèmes spécifiques, démultiplie ces effets bénéfiques.

Traditionnellement, le pranayama se pratique assis au sol, la colonne vertébrale bien droite. Mais vous pouvez tout aussi bien vous asseoir sur une chaise ou vous allonger par terre sur le dos si c'est plus facile pour vous.

Dirga pranayama – La respiration sur trois niveaux

Dirga pranayama est un exercice respiratoire sur trois niveaux, apaisant et enracinant, qui aide à focaliser son attention sur l'instant présent. Je propose souvent ce pranayama très simple en début de cours de yoga pour aider mes élèves à faire la transition entre l'hyperactivité et le bruit de leur journée de travail et ce temps qu'ils ont réservé à leur pratique du yoga.

- Portez votre attention sur l'air qui entre et sort de votre nez.
- À chaque inspiration, laissez votre abdomen se gonfler et s'emplir d'air.
- À l'expiration, laissez tout l'air sortir de votre abdomen, par les narines.
- Poursuivez cette respiration abdominale profonde pendant quelques cycles respiratoires.
- Ensuite, inspirez jusqu'à ce que votre abdomen soit plein d'air, puis inspirez un petit peu plus d'air de sorte que votre thorax se soulève légèrement.
- Expirez d'abord à partir de la cage thoracique, puis à partir du ventre.
- Inspirez en emplissant d'air votre ventre et votre cage thoracique. Puis inspirez un petit peu plus d'air jusqu'au haut du thorax et aux clavicules. Votre cœur se soulève et prend de l'ampleur.
- Expirez d'abord à partir du haut du thorax, en laissant le cœur redescendre, puis à partir de la cage thoracique et de l'abdomen.
- Voilà la respiration sur trois niveaux.
- Continuez à votre rythme. Plus vous pratiquerez, plus elle aura un effet apaisant.

Bhramari pranayama – L'abeille

Dans *bhramari pranayama*, à l'expiration, on émet une sorte de bourdonnement qui apaise le système nerveux et les tensions – vous faites ainsi une thérapie par le son sans avoir besoin de connaître le sanskrit !

- Fermez la bouche et desserrez les dents.
- Bouchez-vous les oreilles avec les pouces. Posez les autres doigts sur les yeux ou sur le dessus de la tête.
- Emplissez vos poumons avec une longue et lente inspiration.
- Expirez lentement, par le nez, en émettant un bourdonnement continu qui part du fond de la gorge.
- Sentez les vibrations dans votre tête.
- Bravo, vous venez d'effectuer un cycle.
- Essayez de faire cinq nouveaux cycles. Observez.

Les mudras

Un *mudra* est un geste symbolique que l'on fait avec les mains et les doigts. Ce geste crée un « sceau » qui active l'énergie dans le corps et aide à atteindre un certain état mental. Les mudras sont utilisés en ayurvéda, en yoga et en méditation pour leurs effets thérapeutiques, énergétiques et mentaux (concentration). Les mudras, avec les exercices de pranayama, dynamisent le flux d'énergie dans le corps. Et tout ce dont nous avons besoin, ce sont nos mains !

Tout comme en sorcellerie, l'intention est primordiale. La dimension symbolique du mudra est en effet extrêmement importante. Mon mudra préféré, quand je médite, c'est *dhyana mudra*, un geste qui favorise la méditation, la contemplation et l'unité avec une énergie supérieure. Les mains sont posées l'une sur l'autre, paumes vers le haut, le bout des pouces en contact l'un avec l'autre. Tous ceux qui ont déjà suivi un cours de yoga connaissent *anjali mudra*, où les mains sont en prière, et que l'on fait souvent pour clore un cours, au moment de dire « namaste ». Ce geste signifie que l'on salue autrui avec respect et reconnaissance du divin qui est en nous tous.

Selon le livre *Hatha-Yoga-Pradipika*, les mudras ont le pouvoir d'éveiller l'énergie de la déesse serpent, la kundalini. Je vous invite donc fortement à explorer les mudras quand vous voulez vous connecter à cette déesse. Le *Kali mudra* est un mudra très simple qui évoque le courage, la force intérieure et la puissance de la déesse Kali. Mains jointes, tendez les index et entrelacez les autres doigts : la forme créée représente l'épée de la guerrière Kali – mais c'est vrai qu'elle vous fait aussi penser aux *Drôles de dames* !

Le *prana mudra* stimule le chakra racine, il éveille le corps et lui apporte de la puissance en boostant le prana. Index et majeur tendus, joignez le bout du pouce, de l'annulaire et du petit doigt. Rappelons que chaque doigt de la main représente un élément ; le *prana mudra* unit l'eau, la terre et le feu. Fermez les yeux et concentrez-vous sur votre respiration. Vous pouvez faire le *prana mudra* assis, en position de méditation, ou bien debout, en tadasana. Ce mudra a de multiples bienfaits, il lutte contre la fatigue et la nervosité, mais il stimule aussi la circulation et la confiance en soi.

Les asanas

Tout comme on peut utiliser une incantation ou un rituel pour apaiser une peine de cœur, laisser sortir sa colère ou trouver le sommeil, on peut se servir des postures du yoga pour booster son énergie, calmer des tensions ou panser des blessures. Vous pourrez ajouter ces postures à vos rituels ou les utiliser pour en préparer un. Je me limite ici à proposer une liste succincte. Pour plus de détails, rendez-vous sur **sentiayoga.com/yogaforwitches** (en anglais).

Yoga contre la tristesse

Ces quatre asanas vous aideront à apaiser votre tristesse, à vous remonter le moral et à trouver un peu de paix. Prenez soin de l'espace de votre cœur, ouvrez-le, et soignez-le.

- **L'Enfant** – posez-vous dans cet espace de sécurité, connectez-vous à votre souffle et aux battements de votre cœur.
- **Le Sphinx** – ouvrez le cœur et laissez votre regard s'élever en douceur.
- **La Déesse allongée** – vous pouvez vous installer sur un bolster ou un coussin.
- **La Posture facile** – asseyez-vous simplement dans cette posture, pas de stress, pas de challenge, respirez, un point c'est tout.

Yoga pour le sommeil

Faites ces postures lentement, calmement. Votre corps et votre esprit reconnaîtront en cette pratique un moment de transition, un moment de calme au seuil du sommeil.

- **Flexion avant** – laissez votre colonne s'allonger pendant que vous vous laissez aller vers l'avant et vers le bas.

- **La Chute d'eau ou les Jambes au mur** – n'hésitez pas à bouger légèrement les pieds et les orteils si cela vous fait du bien.
- **La Torsion des racines ou la Torsion allongée** – laissez la gravité essorer votre corps à partir du centre.
- **Savasana** – ancrez-vous dans la terre.

Yoga pour libérer la colère

Quand vous vous sentez sur les nerfs, évitez les étirements profonds : vous risqueriez d'aller trop en force dans les postures et de vous faire mal. À la place, cherchez à libérer votre énergie, à vous ancrer et à vous concentrer sur votre souffle et votre équilibre.

- **Le Rugissement du lion** à partir de la position assise – à l'expiration, rugissez pour faire sortir votre rage ! Sortez la langue et portez le regard vers le ciel.
- **Mouvements des bras** – levez les bras à l'inspiration et relâchez-les à l'expiration.
- **La Montagne** – ancrez-vous dans la terre, grandissez-vous vers le ciel, et soyez fort comme une montagne.
- **L'Arbre** – concentrez-vous tout en continuant de vous enraciner dans la terre.

Si vous ressentez encore un trop-plein d'énergie, faites ensuite quelques Salutations au soleil.

NAMASTE LES SORCIÈRES !

Et si on mettait une petite louche de sorcellerie dans notre yoga ? Voici quelques idées :

- *Allumez une bougie au début de votre pratique. Badigeonnez une bougie pourpre avec de l'huile essentielle de sauge sclarée et de jasmin pour vous connecter à votre sagesse intérieure et au chakra du troisième œil.*
- *Pendant la méditation d'ouverture, appelez les directions ou bien faites une Salutation au soleil dans chacune des quatre directions, en faisant quatre fois un cercle complet.*
- *Parfumez l'espace dans lequel vous pratiquez en faisant brûler de la sauge ou du romarin*
- *Disposez des cristaux autour de votre tapis. Par exemple, du quartz rose pour la paix et la tranquillité. Ou bien, une de mes pierres préférées, la citrine, qui favorise la concentration et clarifie l'esprit.*

Les déesses des mantras et de la méditation

Sarasvati (mythologie hindoue), la déesse de la musique, de la connaissance et de l'écriture, est considérée comme l'inventrice de la langue sanskrite. Elle porte le nom d'un fleuve sacré de la mythologie indienne. Incarnation de ce fleuve et de l'eau en général, cette divinité représente tout ce qui est fluide : la musique, la poésie, l'écriture, la connaissance et la danse.

Tara verte (mythologie bouddhiste) est une femme bodhisattva – un être de lumière et de compassion. Elle possède 21 avatars, chacun étant doté d'une couleur et d'une qualité spirituelle propres. Sur ces 21 avatars, deux sont particulièrement célèbres : Tara blanche, qui est associée à la compassion et à la longévité, et Tara verte, qui, elle, est associée à l'illumination et à l'abondance. Tara a son mantra, que l'on utilise souvent en son honneur :

om tare tuttare ture soha

« Je m'incline devant la libératrice et la protectrice. »

Les mains de Tara verte sont souvent représentées faisant des mudras comme varada mudra, le geste du don. La main tendue vers le bas, paume tournée vers le haut, ce mudra exprime la compassion et l'acceptation.

Conclusions

« Pouvons-nous dégager pour nous-même du temps où nous n'avons rien à faire ? Pas de rôle à jouer ? Pour simplement être… »

À ce moment-là, quand je prononce ces mots pendant un cours de méditation, il y a toujours quelqu'un qui regarde sa montre ou examine ses ongles. Alors je lui envoie un peu d'amour. Simplement « être », l'idée est simple, mais la chose n'en est pas pour autant facile.

Alors il faut… pratiquer. C'est tout ce que nous pouvons faire. On peut essayer le yoga nidra, les mantras ou le pranayama pour apaiser son mental et tenter de mettre de côté toutes ces distractions du monde pendant quelques instants. Arrivez-vous à mettre en sourdine tout ce qui se trouve à l'extérieur du microcosme qu'est votre corps, sur votre tapis ? Arrivez-vous à vous « déconnecter » ? Ce n'est pas facile, mais la méditation, le yoga nidra, les mantras et les mudras nous aident à trouver cette paix dans la prochaine inspiration ou la prochaine expiration. Et, depuis cet espace, nous aurons peut-être envie de faire des manifestations ou des incantations, de nous reposer ou, simplement, de savourer le moment présent.

Le yoga (comme la magie) nous invite à retirer une à une les couches que la vie a construites autour de nous et à découvrir ceci : qui suis-je quand je n'ai pas peur ? Quand je ne suis pas stressé ? Quand je ne suis pas happé par des histoires d'e-mails, de rendez-vous, de planning… ? Bien sûr, ces couches sont là, et c'est très bien comme cela, elles font partie de l'être humain. Mais, dès que possible, prenez le temps de vous défaire de toutes ces couches, d'en sortir et de vous reconnecter à votre essence, votre énergie, votre magie. À votre corps, à votre souffle, et à votre cœur.

CHAPITRE **6**

LES MOTS

Les mots magiques, que l'on écrit ou que l'on dit, sont au cœur de la magie, mais aussi du yoga. Les mots que l'on dit sont extrêmement puissants, et la façon dont on les dit revêt une importance capitale. Les mots font en effet partie des outils les plus puissants de la magie. Dans ce chapitre, nous allons commencer par explorer la force de la langue du yoga : le sanskrit. Ensuite, nous nous pencherons sur les utilisations de l'écrit et de la parole en magie.

Le sanskrit

En Inde, le sanskrit est considéré comme une langue divine : parlée par les dieux, elle nous permet à nous, mortels, de nous connecter au moi transcendant. Le mot « sanskrit » signifie « parachevé ; saint ; raffiné ». Chaque mot est considéré comme un *bija*, c'est-à-dire un « mantra graine ». Les hindous pensent que la signification de chaque mot et de chaque lettre de l'alphabet sanskrit est contenue dans son son, et que la langue sanskrite a des pouvoirs thérapeutiques, ainsi que des pouvoirs de transformation et de transmission de la lumière spirituelle.

Je suis convaincue que de nombreux sons ont des vertus thérapeutiques, qu'ils équilibrent le corps et l'esprit. Le spécialiste anglais du sanskrit Sir John Wodrof (également connu sous le nom de plume Arthur Avalon) vécut en Inde à l'époque de l'Empire britannique. Il rapporta l'existence de textes anciens disant que les sons du sanskrit étaient présents dans les centres énergétiques du corps humain (les chakras).

En cours de yoga et de méditation, j'utilise des mots pour unir tous les élèves présents. Pour les guider au fil des postures, des exercices respiratoires et des moments de réflexion. Pour leur donner des conseils et les encourager. C'est beaucoup de choses à la fois. Mais, dès lors que l'on parle à partir de son cœur, ça fonctionne plutôt bien !

Les mantras

La médecine ayurvédique considère que les mantras font partie de ses outils les plus puissants. Et les pouvoirs thérapeutiques de la langue sanskrite s'ajoutent aux vertus des mantras, qui aident à centrer son mental. Ainsi, le chant de mantras peut guérir le corps et l'esprit. Il existe même des mantras spécifiques pour se connecter à chacun des principaux chakras.

Il est possible d'intégrer des mantras très simples à une méditation, un rituel ou une pratique respiratoire. On peut aussi les utiliser pour libérer son mental. En sanskrit, *man* signifie « esprit » et *tra* « libéré de ». L'exercice consistant à répéter un mantra pendant un certain temps permet de se concentrer sur un point, de sortir de la conversation intérieure du mental. On dirige alors son attention et sa conscience vers le son.

Mon but n'est pas ici de vous enseigner des chants élaborés : je ne suis pas experte en la matière. Mais j'aimerais partager avec vous quelques pistes de réflexion.

Un des *bija mantras* les plus connus est le son primordial *Om*. Selon la mythologie hindoue, c'est le premier son de l'univers. Il représente la naissance, la mort et la renaissance. On sent ou on imagine l'énergie de ce son monter depuis le chakra racine jusqu'au sommet de la tête, au chakra couronne. Le son *Om* peut débloquer le chakra de la gorge et favoriser une communication plus à l'écoute des autres.

Comme nous l'avons vu au chapitre 2, chaque chakra est associé à un mantra graine particulier.

Voici un mantra un peu plus long, à prononcer en sanskrit ou en français :

lokah samastah sukhino bhavantu

« Que tous les êtres soient heureux et libres,
et que les pensées, les mots et les actions de ma vie
contribuent au bonheur et à la liberté de tous. »

MANTRAS SIMPLES

Un mantra ne doit pas nécessairement être long ni compliqué. Chacun est libre de choisir un mantra qui lui plaît, dans la langue qu'il souhaite : « Respire », « Je me détends », « Je peux lâcher prise »...

Quelques propositions de mantras :

- Je peux et je veux.
- Tout ce dont j'ai besoin est en moi.
- Je suis l'amour.
- Je suis fort.
- Je suis magnifique / J'œuvre à trouver ma beauté.
- Je m'autorise à...
- Mon potentiel est illimité.
- Je me défais de ce qui ne me sert plus.

Sankalpa

Un *sankalpa*, c'est une intention, un objectif comme : « Aujourd'hui, je pardonnerai » ou « Aujourd'hui, je serai bienveillant. » C'est un vœu très personnel que l'on adresse à l'univers. Il arrive, au début d'un cours de yoga, que le professeur demande à ses élèves de choisir un *sankalpa* et de le garder en tête tout au long de la pratique. On plante ainsi des graines en début de pratique, puis on les cultive pour qu'elles poussent et s'épanouissent.

On peut aussi dire mentalement ou tout haut son *sankalpa* le matin, au lever, ou le soir, au coucher. Ou à n'importe quel moment de la journée pour se rappeler son intention.

Les mots écrits

Pas besoin d'être un grand poète pour prendre la plume ! Pas besoin non plus d'écrire pour quelqu'un d'autre que nous. Écrire, c'est en soi magique : les mots nous nettoient, nous nourrissent, nous enracinent. Ils nous aident à digérer les émotions et les expériences de la vie. Ils nous permettent de nous souvenir des grands moments et des belles réussites, des découvertes et des merveilles de la vie. En écrivant, on peut aussi créer des représentations visuelles de ce que l'on a vécu.

Il existe une infinité de manières d'inviter l'écriture dans notre vie – on écrit pour coucher ses réflexions par écrit, pour se souvenir, pour faire une manifestation…

Nos ancêtres, déjà, dessinaient sur les parois des cavernes ; ils nous ont ainsi laissé des traces de leur monde. Aujourd'hui, un journal peut servir à un tas de choses : s'exprimer, clarifier et exprimer ses pensées et émotions, donner libre cours à sa créativité… En plus, la tenue d'un journal a de multiples bienfaits : l'écriture apaise, clarifie l'esprit, développe la créativité, la conscience et la vie spirituelle.

C'est un outil que les yogis appellent *svadhyaya*, ou « étude de soi ». Votre journal, comme votre tapis, peut être un sanctuaire et un espace de réflexion. Quand vous lisez ce que vous avez écrit, prenez un moment pour vous poser quelques questions : est-ce que je suis dans la colère ou dans la frustration ? Qu'est-ce que je reproche aux autres ? Ai-je omis de tirer parti de certaines ressources qui sont à ma disposition ?

Méditer et tenir un journal

Nous pouvons combiner la méditation et l'écriture d'un journal pour explorer notre monde intérieur et approfondir nos réflexions. Ces deux pratiques nous permettent d'observer nos pensées et ce que nous ressentons. Dans nos sociétés modernes, nous avons beaucoup de mal à faire une pause pour réfléchir et méditer. À nous arrêter pour ne rien faire. Car nous avons oublié l'importance de ne rien faire. Or il est essentiel de trouver cet espace et ce silence. Ce n'est qu'avec un corps et un mental calmes (*chitta vritti nirodha*) que l'on pourra créer un espace pour l'inspiration et l'épanouissement. Offrez-vous des pauses, loin de l'effervescence de la vie quotidienne, pour explorer votre monde intérieur et apprendre de lui.

Confier ses pensées à un journal permet de clarifier son esprit et de prendre du recul. En associant la méditation à l'écriture d'un journal, on va plus loin dans sa quête de sagesse et on comprend mieux ses expériences.

Écrire un journal

Vous pouvez noter tout ce qui vous passe par la tête, librement. Certains mantras, certaines questions ou citations peuvent vous aider à trouver l'inspiration. Voici quelques idées :

Questions

- Comment nourrir ma déesse intérieure aujourd'hui ?
- Est-ce que je vais dans la direction dans laquelle je veux aller ?
- En quoi mes choix m'aident-ils à trouver le bonheur ?
- Comment mieux servir mes objectifs ?
- Comment prendre soin de moi aujourd'hui ?
- Où la magie se trouve-t-elle dans ma matinée ?
- Pour quoi suis-je reconnaissante ?
- Est-ce que j'ai une intention pour aujourd'hui ?
- Qu'est-ce que la nature m'offre en abondance aujourd'hui ?
- Qu'est-ce que j'ai envie de réussir ?
- Y a-t-il quelque chose qui m'empêche d'y arriver ?
- À quoi ressemble ma journée idéale ?

Écrire des incantations

Les incantations reposent sur l'intention, l'énergie – on peut aussi parler de formule magique, de prière ou de manifestation. Elles se composent de quelques mots, d'un vers, et éventuellement d'un acte rituel. Cette pratique peut être aussi simple ou complexe qu'on le souhaite ; on peut y mettre autant d'ingrédients et d'outils qu'on le veut. Inspirez-vous de ce que vous trouvez dans des livres ou sur Internet, et de ce que vous disent vos amis. Notez ce qui marche chez vous et ce qui ne marche pas.

Mais avant tout, faire une incantation, c'est centrer son attention et son énergie sur ce à quoi on veut parvenir, quel que soit ce but. L'incantation vous aidera à atteindre vos objectifs, bien sûr, mais il faudra aussi travailler pour y parvenir. Les mots que vous choisirez peuvent vous venir à l'esprit spontanément ; ils peuvent aussi vous donner l'impression d'être d'inspiration divine – en fin de compte, c'est la même chose.

Réfléchissez à ce que vous souhaitez : lâcher prise, vous aimer, pardonner... Ensuite, créez votre propre rituel en utilisant diverses pratiques (délimiter un cercle, méditer, etc.). Mais, souvenez-vous, les mots, les plantes, les bougies – tous ces outils sont là pour vous aider à vous focaliser. Car le véritable outil de la sorcellerie, c'est votre esprit.

Voici un exemple simple d'incantation et de rituel

- Réfléchissez à ce que vous avez noté dans votre journal. À quoi aimeriez-vous vous connecter pour vous épanouir ? Vous voulez par exemple cultiver l'amour et l'acceptation de soi ?
- Par une nuit de pleine lune, préparez un thé des déesses de l'amour (voir la recette au chapitre 7).
- Ouvrez un cercle ou appelez les éléments (voir chapitre 12).
- Faites descendre la lune (voir chapitre 9).
- Prononcez une incantation que vous avez préparée. (En voici une que j'ai écrite, mais vous pouvez imaginer la vôtre.)

  « Déesses de la Lune ; Séléné, Hina, Artémis,

  Aidez-moi à accueillir mon corps comme source de joie et de beauté,

Aidez-moi à prendre soin de moi comme je prends soin des autres,
Aidez-moi à accueillir ma déesse intérieure.
Je suis magnifique et je mérite l'amour, je suis magnifique et je mérite l'amour, je suis magnifique et je mérite l'amour.
Soyez bénies !

- Buvez votre thé.
- Pendant que vous buvez votre thé, notez dans votre journal dix choses qui vous font vous sentir magnifique – danser, chanter, prendre le soleil, profiter d'un massage ou d'une manucure, rire avec des amis…
- Éventuellement, tirez une carte d'oracle pour obtenir les conseils des déesses dans votre cheminement vers l'amour de vous-même.
- Vous pouvez vous engager à vous prouver chaque jour votre amour envers vous, par exemple en faisant une chose tirée d'une liste que vous avez dressée ou en passant chaque jour un petit moment devant votre autel pour allumer une bougie, réfléchir à votre incantation et à votre cheminement.
- Ouvrez le cercle.
- Et poursuivez votre voyage…

N'oubliez pas, il faudra du temps, de la patience et de l'amour pour que vos intentions et vos incantations se réalisent !

LE *LIVRE DES OMBRES*

C'est dans un Livre des ombres *– ou grimoire – que les sorcières consignent leurs incantations, leurs rituels et leurs idées. Un* Livre des ombres *est un peu comme un journal… mais pour les sorcières ! On peut aussi y noter des recettes, des potions, des mélanges de plantes, les phases de la lune, des objectifs… Un* Livre des ombres *peut être en papier ou numérique. (Le mien est couvert de cœurs dorés et garni de rubans qui séparent les différentes sections.) Si vous faites partie d'un coven ou d'un autre groupe, les autres membres auront peut-être des suggestions. Mais comme c'est votre livre à vous, et que vous n'avez pas besoin de le montrer à une personne, c'est entièrement à vous de décider !*

Se défaire de l'inutile

On peut faire entrer la magie dans un cours de yoga ou dans n'importe quel groupe dont on fait partie. Ce rituel simple est particulièrement indiqué à la nouvelle lune, après une méditation. Sur une feuille de papier, notez tout ce dont vous aimeriez vous débarrasser ce mois-ci. Puis faites-en une boule et débarrassez-vous-en en formulant une intention – vous pouvez la déchirer, la brûler, l'enterrer, gommer ce que vous avez marqué…

En cours de yoga, je demande à mes élèves de déchirer leur feuille de papier et de mettre les morceaux dans un chaudron ou un saladier. Quand je rentre à la maison, je les brûle – évitez de le faire dans un studio de yoga ! Je le répète : la magie repose avant tout sur l'intention. Dans cette cérémonie toute simple, on écrit ce dont on voudrait se défaire et on détruit ces mots avec une intention. Pour ensuite aller de l'avant en visant de nouveaux objectifs. C'est exactement la même chose quand on bouge, que l'on respire, que l'on cherche son équilibre en yoga. Il faut avoir l'intention d'y arriver. On ne peut pas simplement se lancer dans une posture sur la tête sans faire attention – c'est comme cela qu'on se blesse ! Non, on bouge son corps et on respire avec l'intention d'être un peu plus calme, un peu plus en équilibre à la fin de la pratique. Il faut se dire, en conscience : « Je vais faire cette posture, je vais me faire confiance, je vais contacter cette déesse aujourd'hui. »

Et si le mental vagabonde, revenez à ce que vous faisiez, encore et encore, en étant attentif. Revenez à votre autel, au chaudron, au tapis… Tel est le cycle de nos journées, telle est la Roue de l'année : il existe toujours une chance de recommencer et d'essayer à nouveau.

Écriture libre

L'écriture libre consiste à prendre une feuille de papier et à écrire. C'est tout ! Écrivez et continuez d'écrire sans vous soucier de l'orthographe, de la grammaire, de la ponctuation, de la structure des phrases ni même du sens. La créativité repose sur un flux libre d'idées. Dans l'écriture libre, nous pouvons tous suivre ce flux pour voir où il nous emmène.

Au XIXe siècle, l'écriture libre était en vogue chez les médiums et les spiritualistes : ils y voyaient un outil pour se connecter aux esprits et aux créatures de l'autre monde. Mais nous pouvons tous nous en servir pour nous connecter à notre esprit conscient et à notre inconscient. La seule règle de l'écriture libre est de continuer à bouger sa main, de ne jamais arrêter le mouvement pour empêcher notre esprit critique et nos doutes de censurer nos idées.

Dans nos cultures, nous n'avons quasiment jamais l'occasion de le faire. Nous devons toujours produire ; nous donnons trop peu d'espace à notre créativité, or cet espace est vital. C'est lui qui nous permet de nous amuser et de faire de nouvelles expériences, de créer des connexions et de former des pensées. La créativité a besoin de cet espace ouvert, liminaire, et l'écriture libre est un excellent moyen d'entreprendre ce voyage vers la magie.

Créer son propre code de conduite

Vous connaissez peut-être le « *An' ye harm none, do what ye will* » (« Tant que tu ne fais de mal à personne, fais ce que tu veux ») du Wiccan Rede et d'autres codes de sorcières. Patanjali, lui, a créé les huit membres du yoga qui constituent son code de conduite yoguique. Et vous, pourquoi n'écririez-vous pas votre propre code ? En vous inspirant de ce que vous trouverez dans ce livre et au plus profond de vous-même. Ce code peut être une liste d'affirmations ou de choses dont vous voulez vous souvenir, ou bien un manifeste sur la façon dont vous entendez mener votre vie. En tous les cas, placez-le à un endroit où vous le verrez tous les jours. Voici quelques idées :

- Je suis puissant.
- Je me connecte tous les jours à mes forces intérieures.
- J'ai autant de compassion envers moi-même qu'envers les autres.
- Je m'élève en tirant les autres vers le haut.
- Je m'accorde du repos quand j'en ressens le besoin.
- Je mérite toutes les bonnes choses qui se présentent sur mon chemin.
- Jamais je n'essaierai de nuire à quelqu'un, que ce soit par la magie, les réseaux sociaux, ou les ragots.
- J'essaie de ne pas juger : chacun fait ce qu'il peut avec ses problèmes.
- Chaque jour quand je me lève, je peux choisir quel genre d'être humain, de sorcière et/ou de yogi je veux être.

Les déesses de l'écriture

Seshat (mythologie égyptienne) est la déesse de la sagesse, de la connaissance et de l'écriture. C'est une scribe, la « Maîtresse de la maison des livres », la créatrice de l'écriture. En Égypte, certains mots possédaient un pouvoir magique et on trouve de nombreuses formules dans les textes anciens. Mais Seshat est aussi devenue la déesse de la comptabilité, de l'architecture, de l'astronomie et de

l'astrologie. Elle est souvent représentée tenant un bâton de palmier pour noter le passage du temps, notamment le temps accordé au pharaon sur terre.
Inventez votre propre écriture, comme Seshat, dans votre journal et votre *Livre des ombres*. Enrichissez-la de symboles, couleurs, griffonnages, images de magazines… Vos mots, une fois écrits, seront protégés par la déesse Seshat.
Benzaiten (mythologie japonaise) est la déesse de tout ce qui coule : l'eau, les mots, les paroles, l'éloquence, la musique, la connaissance. Elle est aussi associée à l'océan ; nombre de ses temples et autels sont situés près de l'eau et elle est souvent représentée en compagnie d'un dragon de mer. Benzaiten serait la version japonaise de la déesse hindoue Sarasvati, également liée à ce qui coule, comme la musique, la poésie et l'écriture. Avant de vous mettre à votre journal, le matin, pourquoi ne pas prendre quelques instants pour demander de l'aide à Benzaiten ou Sarasvati ? Pourquoi ne pas vous fixer comme but de laisser les mots couler ?

Conclusions

Parlez, écrivez. Vos mots sont votre magie. Ils n'ont pas à être parfaits, ils n'ont pas à être entendus ni lus par quelqu'un d'autre que vous-même. Écrivez pour vous, écrivez votre joie, votre peine. Écrivez votre magie !

CHAPITRE 7

LE QUOTIDIEN

Quand on vous dit « magie », vous pensez à des costumes et à des accessoires bizarres ? À des formules magiques lues dans de vieux livres ? Et si on vous dit « yoga », vous pensez à une tenue de fitness et à des accessoires d'un autre genre – tapis, briques, coussins qui coûtent très cher ? Vous avez l'impression que c'est trop pour vous ? Ces idées toutes faites nous empêchent de pratiquer au quotidien, voire de pratiquer tout court.

Or il est possible d'intégrer le yoga et la sorcellerie aux activités les plus simples de la vie quotidienne – les repas, le ménage, les déplacements. Il est possible de se connecter à la nature et à la magie de manières toutes simples, tout au long de la journée – tout en se faisant plaisir !

On n'est pas toujours la même personne. Certains jours, vous êtes une déesse de la guerre, d'autres, vous vous sentez sensible et vulnérable. La magie et le yoga s'adapteront à la personne que vous êtes aujourd'hui.

Même si vous ne savez pas encore très bien qui vous êtes aujourd'hui, vous progressez à grands pas. Pour vous guider, posez-vous des questions simples. Qu'est-ce qui pourrait me faire du bien tout de suite ? Manger, me reposer, aller m'asseoir dans l'herbe au soleil ? Faire quelques asanas, une méditation ? C'est la première étape. Aujourd'hui, je suis une personne qui a besoin de se reposer, de s'enraciner, de s'asseoir au soleil. Vous vous sentez malgré tout confus ? Il y a trop de contradictions pour vous ? Comment est-ce possible de ne pas encore savoir qui on est et de vouloir faire usage de ses pouvoirs magiques ? Comment envoyer de l'énergie positive tout en acceptant que d'autres y voient quelque chose de diabolique, de bizarre, d'un peu fou ? Oui, c'est difficile. Mais nous sommes des êtres complexes, dans un univers qui l'est plus encore.

En cours de yoga, je répète à mes élèves que l'on peut être paisible et puissant, calme mais fort, tout cela dans la même respiration. Je pense que l'on peut trouver une paix dans l'acceptation de ces contradictions. Dans l'acceptation de l'inconnu et de l'inconnaissable.

Nous sommes des êtres extraordinairement complexes et contradictoires et nous vivons dans des sociétés qui aiment les cases, les jugements à l'emporte-pièce et les certitudes. Vous ne devez d'explication à personne. La richesse de votre monde intérieur ne doit avoir d'importance que pour vous-même. Une personne peut se faire traiter de sorcière simplement parce qu'elle possède certaines connaissances. Et elle peut susciter la peur et la jalousie. De fait, une femme « qui sait » semble dangereuse – une femme qui sait que personne ne sait avec certitude comment notre monde fonctionne, une femme qui a trouvé sa voie et qui sait que c'est la bonne voie pour elle. Si l'on considère toutes les contraintes imposées aux femmes et à leurs corps dans le monde, ce n'est peut-être pas étonnant. Affirmer que l'on détient un savoir, une puissance, et que l'on est libre de s'en servir comme on l'entend, tout cela peut sérieusement remettre en question le statu quo.

Transformer sa conscience commence par de petits pas, par des changements très simples. En tout cas, le voyage débute là où nous nous trouvons aujourd'hui : dans notre corps, notre maison, notre monde, notre époque. Pas dans un corps imaginaire, dans des leggings hors de prix, dans une maison parfaite. Ici et maintenant. Allez, mettez-vous en route ! Oubliez la perfection, la performance. Essayez de créer les étincelles qui vous feront entrer dans la magie et, peut-être, amèneront de grands changements dans votre vie.

La sorcière de la cuisine

La cuisine peut être un espace sacré, un espace où pratiquer la magie – que ce soit en concoctant une potion ou en préparant un gâteau avec amour. L'intention est aussi importante que les ingrédients !

La sorcière de la cuisine vit dans une maison chaleureuse et joyeuse, qui baigne dans la magie. Cette magie, des plus anciennes, est de plus en plus populaire alors que les gens sont de plus en plus nombreux à accueillir la sorcière de la cuisine qui se cache en eux. Celle-ci fait macérer des herbes pour se soigner et prépare des offrandes pour les esprits. Autrefois, en alimentant le feu, elle disait peut-être des prières aux déesses pour que l'hiver soit doux.

Pour beaucoup, la sorcière de cuisine nous ramène aux racines de la sorcellerie. À l'époque où des femmes et des hommes pratiquaient la sorcellerie autour de la cheminée, et où les habitants des villages s'adressaient à eux pour se faire aider et soigner. La sorcière de la cuisine, la sorcière verte, la sorcière des haies – tous ces termes désignent des sorcières indépendantes, qui n'appartiennent pas à une religion ni à un coven.

L'intention est primordiale : préparez des tartines avec amour et gratitude, et vous aurez trouvé une recette toute simple pour inviter chez vous l'amour, l'abondance et la prospérité.

Pour faire entrer la magie dans son quotidien, rien de tel que de pimenter ses tâches quotidiennes d'une petite pincée de magie. Alors à vos fourneaux ! Pas besoin d'accessoires chers ni farfelus. Une simple casserole sera votre chaudron et une cuillère en bois votre baguette ! La frontière entre la vie réelle et la magie s'estompe…

Deux infusions aussi simples que magiques

Infusion ensoleillée au citron

Cette infusion toute simple vous apportera la puissance du soleil, tout en nettoyant votre organisme et en vous purifiant, et en stimulant votre digestion. L'eau citronnée est un bon remède contre le rhume, la fièvre, le mal de gorge et la congestion en général. Sachez que le citron est à la fois associé au soleil et à la lune (reportez-vous aux chapitres 9 et 10 de ce livre).

Ingrédients

- Le jus d'un citron bio frais
- Une rondelle de citron ou un peu de zeste
- Une cuillerée à soupe de miel ou de sirop d'érable

Préparation

- Mettez les ingrédients dans votre tasse préférée et versez de l'eau bouillante.
- Sentez la chaleur de cette infusion sur vos mains et vos lèvres. Savourez-la. Offrez-vous un moment de détente et de plaisir.

LES SIMPLES

Les simples sont des préparations médicinales réalisées à partir d'un seul ingrédient. Outre le thé au citron, en voici trois autres :

- *Thé à la menthe (digestion, santé, force, chance)*
- *Infusion de camomille (purification, protection, sommeil)*
- *Huile au romarin (force, santé, protection)*

Les simples peuvent être préparées en laissant infuser un ingrédient dans l'eau bouillante (menthe, citron, camomille, etc.) ; ces infusions se boivent, s'ajoutent au bain, ou s'utilisent comme bain de pieds ou de mains. Mais les simples peuvent aussi être préparées avec de l'huile (romarin, calendula, etc.) et s'utiliser en ingestion ou en massage, ou bien infusées dans de l'alcool pour un effet tonifiant. Alors si vous aimez le romarin, vous pouvez vous préparer une infusion, mais, personnellement, je le préfère avec du gin ! Vous pouvez aussi laisser macérer du romarin dans de l'huile d'olive et en arroser vos salades et vos pizzas – que vous pourrez accompagner de gin au romarin, pour un effet garanti !

Le thé des déesses de l'amour

Cette potion sucrée apportera dans votre vie l'énergie des déesses de l'amour : Áine (célèbre pour ses élixirs à base de plantes), Freyja et Aphrodite. Elle mêle les fraises et la menthe de la déesse Freyja. Souvenez-vous que dans la tradition populaire, les fraises symbolisent la passion et la fertilité – c'est le fruit idéal pour un philtre d'amour ! La menthe, dont le nom vient d'une séduisante nymphe grecque, entre souvent dans la préparation de boissons en lien avec l'amour, la prospérité et la santé. Enfin, cette potion est sucrée avec du miel si cher à Aphrodite – les abeilles et leur nectar étaient sacrés aux yeux de la déesse. Préparez ce thé pendant la lune ascendante ou un vendredi, jour de Freyja.

Ingrédients

- Un brin de menthe fraîche lavée
- Une poignée de fraises bien mûres en tranches, fraîches ou séchées
- Du miel (local de préférence)
- De l'eau bouillante

Préparation

- Dans une casserole, laissez tremper les fraises dans 750 ml d'eau bouillante pendant au moins 10 minutes.
- Versez l'infusion dans une tasse que vous aimez particulièrement.
- Plongez le brin de menthe dans la tasse. Arrosez de miel et mélangez.
- Savourez votre thé en prenant votre temps. En invitant l'amour dans votre journée et dans votre vie.

Ayurvéda

L'utilisation des plantes médicinales est aussi vieille que l'humanité ! On a retrouvé des traces de ces connaissances qui datent d'il y a 4 000 ans. On sait que nos ancêtres sumériens, indiens et chinois utilisaient tous des remèdes à base de plantes.

L'ayurvéda est une médecine holistique qui vise à rétablir l'équilibre entre le corps, l'esprit et l'âme en utilisant l'alimentation et les plantes (tout comme la sorcière verte et la sorcière de la cuisine !). Développée en Inde pendant des milliers d'années, l'ayurvéda est une des plus vieilles médecines au monde. Et, comme le yoga, même si elle est très ancienne, elle s'avère plus utile que jamais dans nos vies modernes.

Ayur signifie « vie » et *veda* « science ». L'ayurvéda repose sur l'idée selon laquelle nos corps se composent des éléments que sont la terre, l'air, le feu, l'eau et l'éther. On préserve sa santé et son bien-être en équilibrant ces éléments en nous.

En ayurvéda, les trois *doshas* (énergies vitales) sont *Vata*, *Pitta* et *Kapha*. Provenant des cinq éléments, elles existent en nous, mais aussi dans l'univers. Ces doshas peuvent nous aider à mieux nous comprendre et à mieux comprendre le monde qui nous entoure. Ils influencent qui nous sommes (sur le plan physique, mental et émotionnel), ainsi que nos points forts et nos points faibles.

Vata se compose des éléments air et éther (caractère de ce qui est léger, fluide, imprévisible).

Pitta se compose des éléments feu et eau (la puissance, la transformation, l'audace).

Kapha se compose des éléments terre et eau (l'enracinement, le calme, le repos).

Nous possédons tous en nous ces trois doshas dans des proportions variables. Nous naissons avec un type ayurvédique unique, ou *prakriti* (qui signifie « nature »). La *vikruti*, en revanche, est le type ayurvédique que nous avons maintenant ; elle dépend de l'environnement, du stress, de l'alimentation, du sommeil, etc. On peut par exemple naître Vata et être davantage Pitta pendant une période professionnelle stressante ou davantage Kapha en hiver. Pour caricaturer un peu, en cours de yoga, les personnes Pitta sont celles qui enchaînent activement les équilibres sur les mains, les planches et les Salutations au soleil. Les élèves Kapha adorent pour leur part Savasana et la relaxation. Les doshas nous permettent ainsi de voir le monde, et de nous voir nous-mêmes, à travers un prisme énergétique particulier.

	Doshas	Caractéristiques	Équilibre	Déséquilibre
Vata : air + éther	Vata, l'énergie du mouvement, est associé à l'air et à l'éther, à la clarté, la créativité et la souplesse. Au souffle, aux battements du cœur, aux mouvements des muscles, des tissus et des cellules. Il assure la communication dans le mental et le système nerveux.	Corps mince, peau et cheveux fins et secs. Grande énergie pendant de courtes périodes. Besoin de beaucoup de repos.	Inspiration et enthousiasme.	Anxiété et timidité.
Pitta : feu + eau	Pitta correspond à l'énergie de la transformation et du mouvement. Le dosha Pitta peut être instable, mais il se diffuse comme la chaleur du feu ou l'eau qui coule. Il est associé à l'intelligence, la compréhension, la digestion, les pensées, les émotions et les expériences.	Corpulence moyenne, caractère chaleureux, sensibilité au soleil, cheveux normaux à fins. Personnes motivées, capables de se concentrer longtemps.	Personnes qui ont du cœur, déterminées et courageuses.	Agressivité, irritabilité, dans le contrôle et le jugement.
Kapha : terre + eau	Le dosha Kapha apporte une structure, un poids et une solidité. Il est associé à l'amour et la compassion. Il hydrate les cellules, lubrifie les articulations et la peau, et protège les tissus.	Corpulence forte, teint clair, peau et cheveux normaux à gras. Satisfaction et endurance.	Personnes fortes, aimantes, patientes et clémentes.	Irritabilité, léthargie, avidité et possessivité.

Nous sommes tous différents. Et il est important de connaître son doṣha. Vous pourrez en apprendre davantage sur le vôtre en faisant quelques recherches sur Internet et en répondant aux tests que vous ne manquerez pas d'y trouver.

Routine quotidienne

Dinacharya, la routine quotidienne, constitue un puissant outil pour améliorer sa santé. Même les novices de l'ayurvéda trouveront des petits rituels agréables et faciles à mettre en place. Personnellement, je commence ma journée avec de l'eau chaude citronnée – j'adore cette routine. Vous trouverez ci-dessous d'autres rituels quotidiens très simples à réaliser.

Méditation, prière ou temps calme dédié à la réflexion

Le but de la routine du matin est d'apaiser le système nerveux et de s'enraciner. La méditation, le pranayama, la prière ou la réflexion calme vous aideront à y parvenir. Si vous n'avez pas encore de routine matinale, pourquoi ne pas simplement prendre quelques minutes pour vous asseoir, respirer lentement et profondément ?

Yoga

Le yoga, « science sœur » de l'ayurvéda, fait évidemment partie de la routine ayurvédique. Selon la tradition, à chaque personne correspond son type de yoga – en fonction de son dosha dominant et de son état d'équilibre.

Les personnes Kapha pourront créer un peu de feu pour illuminer leur début de journée en enchaînant quelques Salutations au soleil. Les Vata chercheront à s'enraciner avec des Salutations à la terre et des postures assises d'ancrage. Quant aux Pitta, elles apaiseront leur mental avec de la méditation et du pranayama.

La routine quotidienne vise à retrouver un équilibre ; c'est un acte d'amour de soi qui donne le ton de notre journée entière. En faisant cette routine, nous donnons la priorité à notre bien-être, nous nous rappelons que nous méritons chaque jour de l'amour et de l'attention.

Idéalement, la routine ayurvédique se fait tôt le matin, au réveil, avant le petit-déjeuner. Vous appréciez la paix et la sérénité des heures qui précèdent le lever du soleil ? C'est en effet un moment parfait pour prendre soin de soi et réfléchir. Les médecins ayurvédiques recommandent parfois de se lever pendant les heures « ambrosiaques », c'est-à-dire entre 3 heures et 6 heures du matin – argh ! Car c'est le moment Vata de la journée : l'atmosphère claire et légère est idéale pour se connecter en profondeur à sa conscience. (Je dois vous dire que mon dosha dominant est Kapha, qui est associé à l'ancrage. Alors à 3 heures du matin, j'aime autant rester ancrée dans mon lit !) Sans sortir de sous la couette aux aurores, vous pouvez essayer de vous lever un peu avant les autres. Même si vous ne réglez votre réveil que 10 minutes plus tôt, vous pourrez profiter de ces quelques instants pour méditer, tirer une carte d'oracle ou siroter un thé, vous approprier votre journée – vous connecter à votre voix intérieure avant que le brouhaha de la journée ne vous distraie.

Dites-vous bien que ce n'est pas sorcier de vivre conformément à l'ayurvéda. Voici quelques idées à intégrer à votre journée :

- Boire de l'eau citronnée pour commencer votre journée et allumer le feu digestif (*agni*).
- Faire du déjeuner le repas principal de votre journée : le feu digestif est à son maximum au moment où le soleil est à son zénith.
- Sortir marcher dans la nature. Selon la tradition ayurvédique, la marche est un excellent exercice qui équilibre les trois doshas sans trop solliciter le corps, et qui apaise l'esprit. Et que diriez-vous d'aller marcher avec un ami pour partager ce moment avec une autre belle âme ?
- Faites du pranayama ou un exercice de respiration profonde. La respiration en conscience améliore la circulation de l'oxygène et des nutriments dans l'organisme.
- Le soir, couchez-vous tôt. L'ayurvéda accorde beaucoup d'importance à la qualité du sommeil. De fait, le repos est indispensable à une vie dynamique. Nous avons tous besoin d'un équilibre entre le yin et le yang.
- Ceux qui le souhaitent pourront se lever en même temps que le soleil. Quand on se lève tôt, on a le temps de se centrer, de réfléchir, de se préparer un bon petit-déjeuner. Et on peut savourer le calme du petit matin.
- Épicez votre quotidien ! Curcuma, cumin, coriandre, fenouil, cardamome… Ces épices courantes dans la cuisine ayurvédique et d'autres qui le

sont moins ajouteront des saveurs et des parfums à vos repas. Sans oublier qu'elles ont de multiples vertus thérapeutiques.

Yogi Tea

Les propriétés curatives des légumes, des épices et des herbes sont très importantes pour la médecine ayurvédique – tout comme pour la sorcière de la cuisine. De fait, nos aliments peuvent nous apporter santé, force et bien-être.

J'ai découvert cette recette dans une plantation de thé et d'épices du Sri Lanka, au cours d'une magnifique retraite de yoga lors de laquelle nous avons bu des litres et des litres de thé ! Ce mélange d'épices qui réchauffe le corps est inspiré d'une préparation ayurvédique pour lutter contre les refroidissements et les infections. Des générations entières de yogis ont bu ce thé pour méditer et supporter de rester des heures assis sans bouger dans le froid des montagnes. Faites-vous ce thé dès que vous sentez que vous avez besoin de vous réchauffer. (Je dois beaucoup à ce thé, qui m'a aidée notamment lors de longues séances d'écriture par de froides matinées de février.)

Gingembre : stimule la digestion et réchauffe le corps.

Cardamome : favorise la digestion.

Cannelle : je choisis toujours la cannelle du Sri Lanka, qui est bonne pour les systèmes respiratoire, digestif et immunitaire.

Girofle : les clous de girofle sont les boutons floraux séchés du giroflier, un arbre de la famille du myrte. Outre leur capacité à réchauffer le corps, ils stimulent la circulation et la digestion.

Coriandre : les graines de coriandre sont bonnes pour l'estomac.

Poivre : le poivre noir est une épice majeure de l'ayurvéda pour ses propriétés nettoyantes et antioxydantes, ainsi que ses vertus pour la digestion et la circulation. Il facilite la répartition des bienfaits des autres plantes vers les différentes parties du corps.

Pour deux tasses :

- 7 clous de girofle
- 10 grains de poivre noir
- 1 ou 2 bâtons de cannelle
- 10 gousses de cardamome ouvertes
- 4 tranches de gingembre (pelé ou non)
- 1/4 de c. à c. ou 1 sachet de thé noir
- 1 l d'eau bouillante
- Miel ou sirop d'érable

Préparation

- Versez l'eau et les ingrédients (sauf le miel / sirop d'érable) dans une grande casserole et laissez frémir au moins 20 minutes.
- Avec un chinois, filtrez le thé dans une théière ou directement dans deux tasses.
- Si vous le souhaitez, relevez votre thé d'un peu de miel ou de sirop d'érable.

Les déesses du quotidien

Bon nombre de déesses sont associées au foyer et à la maison, au feu et à la nourriture. Elles sont là pour nous rappeler qu'une cuisine est un lieu où la magie peut se produire, où l'on peut trouver la joie et l'inspiration – et pas seulement la vaisselle à laver !

Hestia (mythologie grecque) est la déesse du foyer, du feu et de l'autel, comme son nom le signifie en grec. Il vient nous rappeler que le foyer et l'autel peuvent être une seule et même chose. Hestia incarne le feu qui brûlait dans tous les foyers de la Grèce antique. Des feux sacrés étaient en permanence entretenus dans ses temples et les Grecs lui faisaient des offrandes de nourriture et de vin sucré. Pourtant, Hestia est rarement mentionnée dans les livres modernes consacrés à la mythologie grecque et dans les textes antiques. Elle est peu représentée dans l'art et n'apparaît par exemple pas dans *L'Odyssée* d'Homère. Elle est la déesse de son propre foyer, sur le mont Olympe, qu'elle quitte très peu. Parions qu'elle était tout occupée à préparer les repas pendant que les autres divinités s'affairaient à assouvir leur vengeance, à se bagarrer et à séduire les mortels.

Prendre soin du foyer n'a rien d'extraordinaire ni de spectaculaire, mais c'est une chose puissante, vitale et magique. Alors la prochaine fois que vous vous occupez de votre maison, n'oubliez pas de sourire ! Et pourquoi ne pas allumer une bougie ou écouter de la musique ? Ces activités ne rempliront pas les pages des livres d'histoire, soit, mais créer un chez-soi chaleureux est une chose infiniment précieuse. Et, en un sens, les petits gestes d'amour, la gentillesse et l'entretien de sa maison sont les choses les plus magiques que l'on puisse faire. C'est ainsi que, en intégrant une kyrielle de petites doses de magie à sa vie, on la rend douce et sacrée.

Maman Brigitte (mythologie celtique et vaudou), avec ses multiples facettes, fait partie des plus vieilles divinités celtes. Elle possède également une multitude de rôles et d'incarnations. Alors que je poursuis ma formation de Prêtresse de la déesse Brigitte, je suis continuellement émerveillée par les nouvelles incarnations que je découvre d'elle aux quatre coins du monde. Maman Brigitte, elle, est la déesse de la vie et de la mort, des femmes, de la fertilité, de la passion et de la guérison. Nous reviendrons sur la version celtique de Brigitte dans le chapitre sur le soleil, mais je trouve qu'elle mérite une place d'honneur dans cette section : selon la tradition vaudou, elle a un petit faible pour le rhum arrangé au piment. Si vous vous connectez à Maman Brigitte, peut-être y prendrez-vous goût vous aussi ? Brigitte est arrivée dans le Nouveau Monde avec les Irlandaises qui furent envoyées par bateau à La Nouvelle-Orléans pour y travailler comme esclaves dans les plantations. Elles emportèrent avec elles le peu qu'elles pouvaient : des légendes sur leurs déesses, et plus particulièrement celles qui protègent les femmes.
Comme la déesse Brigid, Maman Brigitte est une guérisseuse. Les gens la vénéraient en cas de maladie ou pour favoriser un nouveau départ. Brigitte, déesse de la flamme, est associée au foyer. Elle est présente partout où il y a du feu. Pour demander à Maman Brigitte de vous aider dans un nouveau départ, placez une lichette de

rhum et un piment sur votre autel. Ou bien prenez une bonne lampée de rhum au piment et crachez des flammes comme une véritable déesse du feu !

Ceridwen (mythologie celtique) est la gardienne du chaudron qui trônait autrefois au centre de la maison, dans l'âtre. Elle et son chaudron symbolisent la connaissance et la transformation : le travail à la cuisine est un art de la transformation. Les ingrédients y sont en effet transformés en aliments pour nous nourrir. Et si vous aviez une petite pensée pour Ceridwen au moment de dîner ? Pour invoquer les pouvoirs de la déesse, choisissez des herbes et des aliments qui y sont associés : laurier, muscade, sauge, pommes, poires, citrouille…

Annapurna (mythologie hindoue) est la déesse de la nourriture et de la cuisine. Son nom vient de *anna*, qui signifie « nourriture », et *purna*, « abondance » : elle ne laisse jamais les personnes qui la vénèrent avoir faim. Elle nourrit le corps, mais aussi l'âme, puisqu'elle apporte l'illumination, et elle donne l'énergie d'atteindre le savoir. Contactez Annapurna lorsque vous vous nourrissez, que ce soit physiquement ou spirituellement, avec des aliments sains, une infusion, un livre, une chanson, du jardinage, des travaux manuels, un bon bain chaud, un moment partagé avec des êtres qui vous sont chers… Prenez le temps de nourrir votre corps mais aussi votre âme !

Conclusions

La Terre-Mère a injecté de la magie dans les aliments que nous mangeons. Le plus souvent possible, choisissez des produits frais et biologiques. Une préparation industrielle ne rivalisera jamais avec un bon petit plat que vous avez préparé avec amour. Et n'oubliez pas, cuisiner, c'est aussi suivre son intuition et s'amuser.

Vous trouverez des images de recettes sur **sentiayoga.com/yogaforwitches** (en anglais).

CHAPITRE 8

LES ANIMAUX

Nombre de mythologies et de pratiques spirituelles voient les animaux comme des êtres capables de nous guider et de nous aider dans notre vie quotidienne. D'ailleurs, beaucoup d'êtres humains considèrent que les animaux nous relient à la nature et qu'il est bon de nous connecter à eux.

De nombreuses cultures vénèrent les animaux. Ce sont les esprits de la nature, les forces de la vie, les guides des dieux. Parfois, le comportement des animaux nous communique ce que la Terre-Mère est en train de faire. Si l'être humain a un talent pour voir des signes, des symboles et des significations dans presque toute chose, c'est parce que ce talent lui est utile pour sa survie. La vie et la mort de nos ancêtres dépendaient de leur capacité à comprendre que les migrations des oiseaux annonçaient la neige ou que certaines traces dans l'herbe révélaient la présence d'un prédateur.

LES FAMILIERS

Un « familier », « génie familier », ou quelquefois même « démon familier », est un animal ou un esprit associé à une sorcière. Les sorcières choisissent certains animaux en fonction de leur lien à la nature, aux esprits et aux divinités – parfois, ce serait plus juste de dire que ce sont les animaux qui les choisissent. On peut réaliser des rituels et faire des offrandes pour communiquer et se connecter aux animaux. Et acquérir leurs connaissances.
Les animaux qui leur sont associés souffrent des mêmes préjugés que les sorcières elles-mêmes. On les présente parfois comme des « démons » au service des sorcières, parfois comme des esprits incarnés dans un animal qui accompagne, sert et protège la sorcière comme le ferait un ami proche. Si vous avez un animal, il se peut que vous le considériez comme un ami ou un protecteur. Bref, il se peut que vous le considériez comme un familier ou non.

Les humains intègrent les animaux à leurs pratiques magiques depuis la nuit des temps. On peut se connecter à eux de multiples façons, chercher en eux la force et l'inspiration. On peut aussi les invoquer et réfléchir à notre part animale. Certains d'entre nous ont des animaux qui les accompagnent dans leur vie. Et, parfois, un animal entre dans notre existence juste le temps de délivrer son message – qu'il apparaisse de jour, dans un rêve ou dans un symbole, qu'il nous enseigne des choses sur nous, nos points faibles et nos points forts, ou qu'il nous indique ce à quoi nous devons être attentifs. Dans tous les cas, les animaux nous aident à mieux comprendre le monde dans lequel nous vivons.

L'animal de pouvoir

Le paganisme moderne et la sorcellerie intègrent des symboles d'animaux et des éléments qui viennent d'animaux (des plumes par exemple). Il est possible d'avoir un familier, de travailler avec l'énergie des animaux, avec des esprits, des totems ou des animaux de pouvoir.

Les shamans du monde entier croient que tous les êtres, en particulier les animaux, possèdent un esprit ou une âme, et cherchent à se connecter à cet esprit. Dans leurs cérémonies, ils se vêtissent de fourrures, se parent de plumes ou de cornes, tout en faisant des danses et des gestuelles qui imitent les animaux pour se connecter à leur esprit et invoquer leurs forces.

Nombre de cultures ont leur version de l'animal de pouvoir.

Lorsqu'on prend le temps de se pencher sur le symbolisme des animaux dans les différentes cultures, on en apprend souvent sur soi-même et sur son chemin. Comme toujours, il convient de considérer les autres cultures avec respect et humilité. Il ne s'agit pas nécessairement de s'approprier ces autres cultures, mais plutôt de les apprécier.

Je pense qu'il vaut mieux commencer par s'intéresser aux animaux de sa propre culture, notamment à la nature qui vit autour de soi. C'est pour cette raison que les animaux que je présente ici sont avant tout originaires d'Europe.

VOTRE ANIMAL DE POUVOIR

Selon le chamanisme, on peut rencontrer son animal de pouvoir par la méditation ou une quête de vision. Installez-vous dans un endroit calme et laissez votre mental s'apaiser. Vous pouvez vous visualiser en train de marcher dans une forêt ou au milieu de la nature et d'animaux. Concentrez-vous sur l'intention de rencontrer un animal. Et ce sera peut-être le cas.

Les animaux et leurs symboles

Je vous propose ci-dessous une liste d'animaux et leur symbolique. Suivez votre intuition pour savoir ce que ces animaux représentent à vos yeux, ce qu'ils ont à vous dire et ce qui vous attire en particulier chez certains d'entre eux.

Le **faucon** peut signifier que vous devez être particulièrement attentif à quelque chose avant de poursuivre votre chemin.

L'**aigle** nous invite à être courageux et à nous envoler vers de nouveaux sommets. Il faudra peut-être prendre des décisions difficiles, mais vous êtes capable de bien plus que ce que vous croyez.

Le **corbeau** symbolise la force et la création. Il nous invite à reconnaître la magie présente dans le monde qui nous entoure. Et il entre dans notre vie pour nous dire que nous sommes prêts à renoncer à quelque chose ou à amorcer un cycle de transformation.

La **chouette** indique que nous devons écouter notre intuition et notre petite voix intérieure, elle nous pousse à nous connecter à notre moi authentique.

Le **lézard** est là pour vous rappeler vos points forts et vous signifier que vous devez poursuivre vos objectifs. Peut-être avez-vous oublié tout ce dont vous êtes capable ?

Le **serpent** symbolise l'énergie vitale et la passion. Il nous invite à écouter nos désirs et à investir de l'énergie pour les réaliser. Le serpent peut aussi indiquer que nous avons besoin de nous accorder une période de guérison et de renouveau, ou que nous sommes sur le point de le faire.

L'**araignée** représente la créativité et la droiture spirituelle. Elle nous encourage à nous connecter à notre inspiration et à nous accorder quelques moments pour être créatifs.

La **libellule** peut signaler que vous êtes en train de faire un voyage spirituel ou que vous allez dans le bon sens. Un jour, alors que je donnais un cours de yoga dans la grande salle de conférence d'un hôtel de ma région, une libellule a surgi de nulle part et, pendant quelques minutes, elle a voleté près du plafond, frôlant parfois les lustres avec de jolis petits bruits d'ailes. Les élèves étaient aux anges !

Le **papillon** incarne la force de transformation et la croissance. Si vous voyez sans cesse des papillons, c'est peut-être que vous devez vous défaire de pensées ou d'émotions qui vous empêchent d'évoluer.

Le **loup** est là pour vous rappeler de vous tourner vers votre « meute », vers les personnes qui vous entourent. Peut-être est-il temps de vous reconnecter à votre famille et aux personnes qui vous sont chères ? Ou bien d'accepter l'aide que l'on vous propose lorsque vous êtes en difficulté.

Le **renard** signale un besoin d'ajuster votre pensée ou votre manière d'aborder les choses. Il peut aussi être une invitation à ne pas prendre les choses trop au sérieux.

Le **chat** représente l'intuition et le cœur. Les chats sont connectés à des déesses puissantes et sages comme Bastet et Freya – ainsi qu'aux sorcières de toutes les époques !

Mythes, magie et folklore

Je vous présente ci-dessous quelques-uns des animaux majeurs du folklore européen. Leur symbolique peut être très riche, et varier d'une personne à l'autre.

Le corbeau et la corneille

Les corbeaux et les corneilles, très nombreux en Europe, sont fortement présents dans la mythologie européenne. Leur plumage noir est de mauvais augure. Dans *Macbeth*, de Shakespeare, les sorcières et les corbeaux prédisent des morts imminentes.

- Dans la mythologie celtique, la déesse de la guerre Morrigan apparaît parfois sous la forme de corneilles ou d'un corbeau ; d'autres fois, elle est accompagnée par ces oiseaux. Leur présence indique que Morrigan n'est pas loin.
- Dans le panthéon nordique, le dieu Odin est représenté ou accompagné par deux corbeaux, Hugin (la « pensée ») et Munin (la « mémoire »). Chaque nuit, ces volatiles racontent à Odin ce qu'ils ont vu à Midgard.
- Pour les Grecs anciens, le corbeau symbolisait Apollon, le dieu de la prophétie. On étudiait le comportement des oiseaux pour prédire l'avenir : des corbeaux venant de l'est ou du sud étaient un signe de bon augure.

Le lapin

En Europe, le lapin et le lièvre sont des symboles de fertilité. Le lapin est un animal nocturne, mais, en mars, à la saison des amours, il s'aventure dans les champs pour la parade nuptiale.

- La patte de lapin est un porte-bonheur – un porte-bonheur qui n'est fait ni pour les végans, ni pour les amis des animaux. Je lui préfère des amulettes en métal ou en céramique qui représentent un lapin ou un lièvre observant la lune. Et qui nous apportent l'inépuisable énergie de ces animaux.
- Si des lapins sauvages ont élu domicile dans votre jardin, laissez-leur des offrandes de salade ou de carottes.
- Sachez que le lapin et le lièvre se cachent très vite en cas de danger. Alors que penseriez-vous d'ajouter quelques-uns de leurs poils dans une bouteille de sorcière qui vous protégera ?
- Dans certaines cultures, le lapin et le lièvre, qui vont et viennent dans leurs tunnels et terriers, sont considérés comme des messagers de l'au-delà. Si vous faites une méditation sur le monde des esprits, par exemple pour vous connecter à vos ancêtres ou vos racines, visualisez un lapin qui sera votre guide.

Le loup

Le loup enflamme l'imagination par sa beauté, sa force et son côté sauvage, qui ne se domestique pas. Il nous fascine, nous terrifie, nous attire. Aussi le loup apparaît-il dans quantité de mythes et légendes d'Europe et d'Amérique du Nord.

- En Écosse, la Cailleach est une déesse qui apporte l'hiver et les mois sombres de l'année. Souvent représentée chevauchant un loup, elle est la protectrice des animaux sauvages.
- Selon la légende, Rome et l'Empire romain ont été fondés par une louve. Elle a sauvé et élevé Romulus et Rémus, des jumeaux abandonnés à la naissance par leurs parents. Dans certaines cultures, le loup reste un symbole de souveraineté et de leadership. Là où je vis, à Somerset, une petite mais magnifique statue de Romulus, Rémus et la louve veille sur les usagers de l'autoroute. Cette sculpture est l'œuvre d'un prisonnier de guerre italien.

L'abeille

L'abeille figure dans une multitude de folklores.

- Dans l'Égypte antique, l'abeille était un symbole royal utilisé par les pharaons.
- Les prêtresses des temples dédiés à Aphrodite étaient connues sous le nom de *melissae*, qui signifie « abeilles », et Aphrodite elle-même était surnommée Melissa, la « reine des abeilles ». Aujourd'hui encore, des *melissae* s'occupent de temples comme ceux qui se trouvent à Glastonbury ou à Bristol, en Angleterre.
- Dans la mythologie celtique, l'abeille est un messager plein de sagesse qui circule entre notre monde et celui des esprits.

- La culture hindoue, notamment les textes antiques des Védas, accorde une grande importance aux abeilles et au miel. Ce nectar qui nourrit les dieux combat les mauvais esprits et véhicule l'énergie vitale.
- Les textes vikings des *Eddas* (littéralement « mythes et légendes ») parlent des abeilles et du miel, qu'ils associent à Yggdrasil, l'Arbre Monde.
- Le musée de la Sorcellerie de Boscastle, en Grande-Bretagne, abrite une amulette trouvée à Dawlish et composée de trois abeilles mortes dans un sac. Elle a l'air un peu triste aujourd'hui, certes, mais autrefois, on pensait qu'elle apportait la santé et le bonheur.

Les asanas

Les premiers yogis étaient très influencés par la nature quand ils ont imaginé les asanas – il est vrai que l'être humain peut apprendre de tout ce qui se trouve dans la nature. Quantité de postures portent des noms d'animaux, de plantes et autres – la Vache, le Chameau, le Chat, le Chien, le Lion, le Signe, l'Aigle, le Paon, le Corbeau, le Pigeon, le Cobra, le Crocodile, la Tortue, la Sauterelle, le Scorpion, la Luciole…

Et dans notre exploration du yoga, dans notre tentative d'unir le corps, l'esprit et l'âme, les animaux constituent une fantastique source d'inspiration : ils sont forts, agiles, extrêmement intuitifs et conscients. Ils nous reconnectent avec des aspects du monde que nous oublions souvent dans notre vie moderne. La mythologie qui se cache derrière les postures de yoga est fascinante. En la découvrant, vous serez plus à même d'incarner la magie des postures.

Si vous souhaitez faire ces postures, je vous invite à suivre un cours de yoga. Pour voir des images et en savoir plus, rendez-vous sur ***sentiayoga.com/yogaforwitches*** *(en anglais).*

Le Cobra – Bhujangasana

Le serpent occupe une place d'honneur dans la mythologie hindoue. La terre reposerait même sur un serpent enroulé sur lui-même, Ananta (dont le nom signifie « sans fin »). Vous vous souvenez peut-être que nous avons déjà parlé de ce reptile dans ce livre : l'énergie vitale qu'est la kundalini est souvent représentée comme un serpent à la racine de la colonne vertébrale. Le serpent, qui mue, est aussi un symbole de transformation, de régénération, de renouveau. Mais attention, il faut le traiter avec le plus grand respect, car c'est aussi un animal destructeur. En accueillant l'énergie du serpent dans cette posture, nous progressons un peu plus vers l'illumination.

Le mot sanskrit *Bhujanga* signifie « serpent ». Dans la posture du Cobra, nous incarnons la puissance du serpent qui se redresse pour frapper sa proie. Allongez-vous sur le ventre, placez les paumes de main au sol, sous les épaules, les doigts pointés vers l'avant. Rapprochez les coudes du corps. Repoussez le sol avec les mains et engagez les muscles du centre pour soulever le thorax. Gardez les cuisses bien ancrées dans la terre. Envoyez le regard et le cœur vers le ciel. Vos mains peuvent vous aider dans ce mouvement, mais vous devez vous redresser à partir de votre centre. Gardez les coudes et les épaules détendus.

La Vache et le Chat – Bitilasana et Marjaryasana

La vache, animal sacré de l'hindouisme, figure dans de nombreux mythes. Elle est l'incarnation de la déesse de la richesse Lakshmi. Mais la déesse de la terre Prithvi apparaît aussi régulièrement sous cette forme.

Le chat est plus rare dans les mythes hindouistes. Mais la déesse Shashthi, protectrice des enfants, est souvent représentée avec un visage de chat ou en train de chevaucher le félin.

Installez-vous à quatre pattes, le dos droit. Puis, sur une inspiration, creusez le dos, levez la tête et le coccyx pour venir dans la Vache. Ensuite, à l'expiration, arrondissez le dos, redescendez la tête et le coccyx vers la terre dans la posture du Chat. Continuez ce mouvement de vague au rythme de votre respiration.

La Tête de vache – Gomukhasana

Lorsque la déesse Ganga (qui deviendra le fleuve du Gange) descend sur terre, elle arrive sur l'Himalaya et forme un glacier. C'est de ce glacier, qui ressemble à une tête de vache, que jaillit la source du Gange. Et le trou d'où sort l'eau porte le nom de Gomukh, ou « bouche de Vache » – associant la vache sacrée, l'eau et la déesse qui donne la vie.

Asseyez-vous sur votre tapis, genoux pliés pointés vers le haut et pieds à plat au sol. Relâchez le genou gauche vers l'extérieur, en direction du sol, et glissez le pied gauche vers la hanche droite. Faites ensuite passer la jambe droite au-dessus de la jambe gauche, genou droit sur le genou gauche, pied droit à plat au sol à côté de la hanche gauche. La forme des jambes est censée évoquer une tête de vache – les genoux sont le nez et les pieds les oreilles ! Ancrez bien les deux ischions dans le sol. Ensuite, si vous le souhaitez, pointez un coude vers le ciel et descendez la main dans le dos, pointez l'autre coude vers le bas et, avec cette main, saisissez l'autre main qui se trouve déjà dans le dos. Faites quelques respirations dans cette posture ou les bras relâchés dans une position confortable.

Le Lion – Simhasana

Le mot sanskrit *simha* signifie lion. Cette posture imite le visage et le corps du lion en position assise, et évoque sa puissance. C'est à la fois un asana (une posture physique) et un exercice de pranayama (travail respiratoire) : à l'expiration, on rugit comme le roi des animaux. C'est une excellente posture pour faire sortir la colère – et s'amuser. (Je défie quiconque de ne pas avoir le sourire aux oreilles en la faisant !)

Mettez-vous en tailleur ou à genoux sur les talons, et placez les mains sur les genoux. Sur une expiration profonde, écartez bien les doigts de vos pattes, ouvrez la gueule en grand, tirez la langue vers le bas et regardez le ciel. L'air qui sort de votre gorge doit produire un rugissement. À l'inspiration, votre visage redevient neutre, votre nuque, votre thorax et vos mains se relâchent. Recommencez plusieurs fois !

Les déesses

De nombreuses déesses sont associées à des animaux. Certaines sont même représentées sous leurs traits.

Eingana (mythologie des Aborigènes d'Australie) est connue sous le nom de « Serpent du Temps du rêve » : elle vit dans les rêves des humains. Créatrice et mère de tous les êtres vivants sur terre, elle symbolise la vie, l'énergie, la guérison et les échanges avec le monde des morts. On la retrouve sous des formes similaires en Grèce et en Inde.

Bastet (mythologie égyptienne) est la déesse de la sagesse, de l'indépendance et de la force, qui équilibre les énergies et apporte sa protection aux humains. Gracieuse, joyeuse, intuitive, cette déesse incarnée par un chat veille sur le monde, en quête de justice et d'égalité. Elle a de plus ceci de particulier qu'elle est à la fois la déesse de la lune et du soleil. Elle représente ainsi l'équilibre entre le yin et le yang. Elle vous aidera à retrouver votre équilibre et votre puissance.

Kamadhenu (mythologie hindoue) est la déesse-vache, la miraculeuse « vache d'abondance » et la mère de toutes les vaches. Symbole de prospérité, elle apparaît dans les Védas, selon lesquels elle adore exaucer les souhaits. La vache est également très présente en Afrique, où elle incarne la vie et la vitalité.

Conclusions

Un chien ne se soucie pas de savoir de quoi il a l'air quand il s'étire après sa sieste. Il bouge pour se faire du bien. Un point c'est tout. Les oiseaux dansent librement pour séduire leurs partenaires. Les lions livrent bataille sans craindre de ne pas être suffisamment forts. Tous les animaux suivent leur instinct en s'y fiant totalement. Alors, quand vous faites du yoga ou de la magie, suivez leur exemple. Apaisez votre mental et libérez-vous des pensées qui viennent parasiter votre intuition. Connectez-vous aux animaux qui guident les humains et explorez les significations qu'ils ont pour vous. Car la magie des animaux vous aidera à naviguer dans ce monde.

CHAPITRE 9

LA LUNE

La lune est notre plus proche voisine dans le ciel. Nos ancêtres essayaient de comprendre ses rythmes et interrogeaient son visage changeant pour suivre les cycles des mois et des saisons. Aujourd'hui, beaucoup d'êtres humains se sentent toujours liés à ce magnifique satellite naturel de la Terre. La lune rythme en effet les jours, les semaines, les saisons et les années de nos vies.

La lune et les sorcières

La lune représente beaucoup de choses pour une sorcière : la déesse, le féminin sacré, la puissance du féminin et les cycles énergétiques. Vous avez sans doute entendu parler du rituel pagan et wiccan baptisé « faire descendre la lune », lors duquel on invoque l'esprit de la déesse. Se connecter à la puissance de chaque phase de la lune aide à se connecter à ses propres forces. Et à imaginer des rituels magnifiques.

Les sorcières travaillent beaucoup avec les cycles de la lune ascendante et descendante qui possèdent chacun leur énergie particulière. Je vous livre ci-dessous quelques informations utiles et quelques idées magiques adaptées aux différentes phases de la lune.

Les phases de la lune

Vous trouverez une multitude d'applications gratuites pour smartphone qui indiquent la phase actuelle de la lune, mais bon nombre d'agendas et de calendriers possèdent eux aussi ces informations. Chaque phase de la lune dure environ 29 jours (c'est pour cela que certains mois comptent deux pleines lunes !). Les changements constants de la lune ne sont malheureusement pas perceptibles à l'œil nu.

Les principales phases sont la nouvelle lune, le premier croissant, le premier quartier, la lune gibbeuse croissante, la pleine lune, la lune gibbeuse décroissante, le dernier quartier, le dernier croissant et la lune balsamique. Voici quelques pistes magiques à suivre selon la phase de la lune, et en respectant votre intuition.

FAIRE DESCENDRE LA LUNE

Il existe une multitude de manières de faire descendre la lune. En voici une simple. Mettez-vous debout devant votre autel ou bien dehors, sous la pleine lune.

Appelez la déesse :
Déesse mère de la lune,
Prête-moi ta lumière pour me guider,
Éclaire mon travail cette nuit.

Levez les bras vers le ciel pour saluer la déesse / la lune :
Je suis la déesse. Je suis la terre, l'air, l'éther, l'eau et le feu,
Je suis la pierre, le vent, l'océan, la magie et le bûcher,
Tu pourras toujours faire appel à moi.
Puisses-tu trouver ma beauté, ma force, ma sagesse en toi.

Prenez quelques instants pour absorber la lumière de la pleine lune. Puis, si vous le souhaitez, dites une formule (une formule favorable à la croissance par exemple), tirez des cartes d'oracle ou, simplement, méditez.

Nouvelle lune

C'est au moment de la nouvelle lune que le ciel nocturne est le plus sombre. Pendant environ trois jours, on distingue à peine le contour de la lune dans la nuit. La nouvelle lune, c'est un nouveau départ, un moment idéal pour se fixer des objectifs et réfléchir à ce que l'on veut faire pendant le cycle qui s'ouvre. À quoi voulez-vous que ressemblent les 29 prochains jours ? Vous sentez-vous prêt à abandonner le poste qui vous ennuie pour faire place à la carrière de vos rêves ? La nouvelle lune favorise le renouveau. C'est une période pour tourner la page, regarder en soi et se revivifier, une période parfaite pour faire du yoga nidra, de la méditation, et écrire son journal.

Le ciel obscur de la nouvelle lune est le moment le plus propice au repos et à la réflexion. Vous n'avez pas envie de pratiquer activement le yoga ni la magie ? Pas de problème. Accordez-vous une pause, prenez le temps de vous poser des questions, de réfléchir à vos émotions et à des questions qui nécessitent du temps. Semez des graines et regardez-les pousser à mesure que la lune devient plus grande et plus lumineuse dans le ciel.

Voici quelques pratiques magiques qui vous aideront à tirer profit de l'énergie de la nouvelle lune :

- Nettoyage et purification du corps et de l'esprit (voir plus bas le Bain rituel de la nouvelle lune)
- Pratiques magiques simples favorisant l'harmonie et la paix intérieure (boire une camomille, par exemple)
- Pleine conscience et méditation

- Connexion avec son moi intérieur et réaffirmation de ses objectifs personnels et spirituels (tenue d'un journal, écriture libre, peinture, collages…)
- Notez sur un papier tout ce dont vous voulez vous débarrasser à l'aube de cette nouvelle lunaison et jetez ce papier dans le chaudron de Ceridwen ! Vous pouvez aussi vous contenter de le faire brûler (attention !) dans votre chaudron si vous en avez un, ou de le déchirer en mille morceaux et de le mettre à la poubelle.

La lune ascendante

La lune est de plus en plus lumineuse. La nouvelle lune met environ 14 jours à arriver au stade de pleine lune, 14 jours au cours desquels elle traverse trois phases : le premier croissant, le premier quartier et la lune gibbeuse croissante. On se sent généralement plus extraverti et plus enclin à agir. C'est le moment de passer à l'action ! Profitez de ce temps pour, grâce à la magie, cultiver des énergies et des intentions positives. La lune ascendante constitue la deuxième phase de vos rituels pour atteindre les objectifs que vous vous êtes fixés pour la nouvelle lune.

- Incantation pour favoriser l'abondance et l'argent
- Visualisation de l'obtention d'un nouvel emploi ou logement
- Rituels de manifestation
- Vision board (tableau représentant une vue d'ensemble de vos objectifs de vie)

BAIN RITUEL DE LA NOUVELLE LUNE

J'adore ajouter une pincée de magie et une dimension rituelle aux activités qui remplissent déjà mon emploi du temps. Car les rituels magiques peuvent être très simples. Et aussi agréables qu'un bon bain purificateur à la nouvelle lune. Eh oui, pourquoi ne pas utiliser ce chaudron géant qui trône dans notre salle de bains ? Faites-vous couler un bain bien chaud et versez-y des sels purificateurs (sels d'Epsom ou de l'Himalaya par exemple). Saupoudrez-le d'un peu de camomille ou de quelques fleurs de la passion qui favorisent la détente, et éventuellement de pétales de roses qui diffusent l'amour et dénouent la colère. Ces fleurs s'achètent en vrac. Vous pouvez les mettre dans un sachet en mousseline et les laisser flotter sur l'eau de votre bain ! Vous pouvez aussi allumer une bougie. Une bougie blanche pour la purification ou bleue pour la contemplation. À mesure que vous vous relaxez dans votre bain, imaginez que devant vous flotte le passé, avec toutes les blessures, les mauvaises habitudes, les rancunes et autres choses dont vous voulez vous défaire. Si cela vous aide, faites-en la liste sur un papier, en vous concentrant sur ce que vous ressentez en les écrivant – par exemple : « Je me libère du manque de confiance en moi » ou « Je ne détesterai plus mon corps ». Quand vous sortirez du bain, toutes ces choses du passé partiront avec l'eau – brûlez ou jetez le papier en conscience, avec l'intention de tourner la page.

Premier croissant – Explorez vos rêves, étudiez les moyens d'avancer et créez votre chemin.

Premier quartier – Nous sommes à mi-chemin entre la nouvelle et la pleine lune qui approche. Comme l'équinoxe, le premier quartier est le moment idéal pour réaliser des actions intentionnelles et se préparer alors que l'on bascule dans une nouvelle phase lunaire.

Lune gibbeuse croissante – À mesure que la Lune grandit en taille et en luminosité, vos objectifs personnels prennent eux aussi de l'ampleur. Et vos actions gagnent en vitesse.

Pleine lune

Cette phase lunaire recèle un immense potentiel. La lune reflète à présent pleinement la lumière du soleil : l'énergie qu'elle renvoie est à son comble. Et tout comme la pleine lune fait monter la marée, elle peut intensifier nos émotions. On se sent plus positif, plus optimiste, ou au contraire, on ressent davantage de colère, de frustration. Gardez cela à l'esprit si vous percevez des émotions intenses à la pleine lune.

C'est aussi le moment d'être reconnaissant pour tout ce que nous avons. La lumière de la lune illumine nos vies, ce qui est agréable à vivre si nos projets portent leurs fruits, moins agréable si cette lumière met en évidence des aspects négatifs de nos existences. Quelquefois, dans la lumière de la pleine lune, je me sens un peu comme un lapin pris dans les phares d'une voiture : je me pétrifie. Bref, pas de problème si vous n'avez pas envie de faire quelque chose de particulier à la pleine lune, mais si vous souhaitez réaliser des rituels qui favorisent le développement personnel et spirituel, c'est le bon moment !

DIVINATION

La divination est l'art de prédire l'avenir et de dévoiler des secrets. Comme la magie, la divination a existé et existe dans toutes les cultures. Pour lire les présages et communiquer avec d'autres royaumes, une multitude de méthodes sont à notre disposition : le travail avec un pendule, la lecture du tarot ou des feuilles de thé, les boules de cristal, etc. La sélénomancie, elle, désigne l'art de la divination à partir de la position de la lune. (Ce mot vient du nom de la déesse grecque de la lune « Sélène ».)
Une amie m'a même dit un jour qu'elle avait rencontré une « asparamancienne » : une femme qui prédit l'avenir en lisant dans les asperges !
Tout comme la sorcellerie, ces pratiques suscitent la peur. Et certains les accusent d'être dangereuses et maléfiques. Reste que de nombreuses personnes qui pratiquent la divination tout en acceptant sa part d'incertitude y trouvent de la force et de l'inspiration.

- Incantations visant à affiner son intuition et sa conscience

- Rituels qui connectent à la déesse (par exemple, « faire descendre la déesse »)
- Pratiques magiques qui développent des compétences (lire un livre, s'entraîner au tarot, au travail avec un pendule, à la divination, etc.)
- Bain de lune : mettez-vous dehors, à un endroit en sécurité, ou devant une fenêtre, et absorbez les rayons lunaires. (Souvenez-vous que, souvent, les sorcières nettoient leurs cristaux et leurs bijoux à la lumière de la pleine lune.)

Lune descendante

Alors que la pleine lune entame sa métamorphose en nouvelle lune, sa luminosité commence à décroître. C'est le moment de se débarrasser de ce dont on ne veut plus, de s'alléger en vue du renouveau de la nouvelle lune. Ralentissez. Prenez le temps de réfléchir.

- Rituels pour couper les liens avec les personnes négatives
- Rituels pour se défaire des mauvaises habitudes et des énergies négatives
- Méditations pour mettre de côté ce qui ne nous sert plus
- Pratiques magiques pour faire reculer la peur ou la maladie par exemple

Lune gibbeuse descendante – Lâchez prise et recentrez-vous.
Réfléchissez. Accueillez ce que vous avez appris jusqu'à présent.

Dernier quartier – Encore une fois, lâchez prise !

Dernier croissant – Que pouvez-vous apprendre de vos erreurs passées ? Commencez à penser aux prochaines étapes.

Lune balsamique – Quelques jours avant la nouvelle lune, on perçoit les derniers éclats avant le noir total.

La lune balsamique vient nous rappeler, une dernière fois, que nous devons nous délivrer des choses qui nous épuisent, des relations toxiques, et de tout ce qui ne nous sert pas.

INCANTATIONS

Il peut être utile de connaître les correspondances associées à la lune pour travailler avec une bougie, réaliser un rituel, ou aménager un autel par exemple.

- *Couleurs : argent, bleu, noir, blanc, pourpre*
- *Huiles : jasmin, cyprès, sauge sclarée, romarin, lavande*
- *Animaux : loup, chouette, chauve-souris, lapin, mite*
- *Végétaux : jasmin, fleur de lune, ipomée blanche, botryche, cyprès, lavande (notamment lavande blanche)*

Les esbats

Les esbats sont des fêtes célébrées à la pleine lune, treize fois par an. Le mot « esbat » renvoie plus largement à toute forme de rituel effectué en l'honneur de la déesse et associé à la lune. Quand la pleine lune illumine le ciel, les sorcières honorent parfois la déesse. Et de nombreux covens se réunissent pour réaliser des rituels et des pratiques magiques.

Mais toutes les sorcières ne célèbrent pas la pleine lune. Certains covens préfèrent en effet la nouvelle lune, au début du cycle de la lunaison. Et c'est mon cas : je vais treize fois par an à Glastonbury assister aux cérémonies dirigées par les prêtresses de Ceridwen au moment de la nouvelle lune.

La lune et le yoga

La lune est très présente en yoga, que ce soit dans les noms des postures (la Demi-Lune ou encore la Salutation à la lune) ou dans la philosophie. Par exemple, je précise généralement à mes élèves si on est un jour de pleine ou de nouvelle lune : c'est une chose bonne à savoir pour adapter sa pratique et son intention – introspection à la nouvelle lune, gratitude à la pleine lune.

Pourquoi la lune est-elle si importante en yoga ? Et comment peut-elle nous aider à approfondir notre pratique ?

Commençons par le commencement…

Le hatha yoga désigne les asanas et le pranayama tels qu'on les pratique en Occident.

Le hatha yoga, tel que le présentent certains textes comme le *Hatha-Yoga-Pradipika*, a une dimension physique plus importante que dans la vision originelle de Patanjali. En sanskrit, *ha* est un « son graine » qui renvoie à l'énergie masculine du soleil et *tha* à l'énergie intuitive et féminine de la lune. Ensemble, ils représentent l'équilibre entre le masculin et le féminin qui se trouvent en chacun de nous. Le mot *hatha* signifie par ailleurs « énergie », « force » ; le hatha yoga est une pratique visant à créer un équilibre entre nos parts féminines et masculines.

Dans les *Yoga Sutras*, Patanjali explique que l'univers est constitué d'énergie masculine (*purusha*) et féminine (*prakriti*). Selon certaines écoles comme celles du tantrisme, le masculin renvoie à Shiva et le féminin à Shakti. Bref, on retrouve toujours cette complémentarité entre le féminin et le masculin, le féminin sacré et le masculin sacré, le yin et le yang, la lune et le soleil. Le soleil est notre énergie masculine – active, dynamique – et la lune notre énergie féminine – calme, enracinée. En yoga, on essaie d'unir ces deux énergies. Aussi, dans un cours de hatha yoga, on commencera souvent par des postures énergisantes comme la Salutation au soleil pour poursuivre avec des postures apaisantes, avant de finir par de la méditation et de la relaxation.

GURU PURNIMA

La fête de Guru Purnima est dédiée aux sages et aux maîtres spirituels (les gourous). Elle se tient le jour de la pleine lune (qui se dit purnima *en sanskrit) du mois hindou d'*ashad *(juillet-août). Traditionnellement célébrée par les hindous et les bouddhistes, elle met à l'honneur les enseignants et les guides qui nous ont aidés tout au long de notre chemin spirituel. De nombreuses personnes participent également à des groupes de réflexions (*satsang*). À noter que dans certaines religions, le gourou est considéré comme un pont entre l'individu et le divin.*

J'invite mes élèves à profiter de Guru Purnima pour se reconnecter à leurs sources d'inspiration et de connaissance. Vos gourous peuvent être vos ancêtres, votre famille, vos amis, des personnes qui vous ont inspiré, qui ont éveillé quelque chose en vous. Ou alors ce sont des animaux, des arbres. Remerciez-les lors de Guru Purnima ou de n'importe quelle pleine lune.

La nouvelle lune et la pleine lune pour les yogis

Les yogis savent que les phases de la lune nous affectent physiquement et énergétiquement. Elles exercent une influence sur le genre de yoga que l'on a envie de faire et, parfois même, elles nous ôtent toute envie de pratiquer. Le fait est que dans certaines traditions, on ne fait pas de yoga les jours de pleine lune et de nouvelle lune. Le yoga nous aide à être à l'écoute de ces cycles naturels. À nous de décider ensuite si nous voulons pratiquer en tenant compte ou non des cycles lunaires.

La lune comme le soleil ont une influence sur la terre. Certains comparent les différences entre l'énergie de la pleine lune et de la nouvelle lune à celles entre l'inspiration et l'expiration dans le corps. Le *prana* renvoie à l'énergie qui entre en nous, tandis que l'*apana* correspond au lâcher-prise. La pleine lune serait la fin de l'inspiration, le moment où l'énergie dans le corps est à son comble – c'est ce que l'on ressent lorsqu'on retient son souffle après avoir inspiré. Pendant la pleine lune, on se sent généralement plus dynamique, on est plus actif. À la nouvelle lune, on est plus contemplatif, on lâche. Faisons un essai : expirez profondément. Et observez vos muscles se relâcher et votre énergie baisser jusqu'à l'immobilité.

Alors quel yoga pratiquer quand ? À la nouvelle lune, c'est le moment de faire du yoga restauratif et du yin yoga. Et d'y aller en douceur. À la pleine lune, cap sur le yoga dynamique, que ce soit du hatha ou du vinyasa – vous débordez d'énergie yang !

La Salutation à la lune

Chandra Namaskar est une séquence de postures en l'honneur de la lune. En sanskrit, *chandra* signifie « lune » et *namaskar* « salutation ». À noter par ailleurs que *namas* signifie « s'incliner » et que le mot *namaste* en est également dérivé. Chandra Namaskar est une suite de postures apaisantes, méditatives, à pratiquer de préférence le soir. Après la Salutation au soleil, elle nous aide à équilibrer nos énergies, à honorer à la fois le soleil et la lune.

Il existe de nombreuses variations de la Salutation à la lune, mais, en général, elle nous fait passer d'un côté à l'autre du tapis. Les étirements et les mouvements latéraux renvoient aux phases de la lune ascendante et descendante.

Comme bon nombre de postures, la Salutation à la lune est une invention récente, mais on connaît d'autres pratiques yoguiques beaucoup plus anciennes en l'honneur de la lune. Les yogis comme les sorcières ont tous regardé la lune dans le ciel et ont tous ressenti quelque chose de magique dans leur cœur. L'énergie de lune illumine notre chemin, nous montre la voie à suivre dans la joie.

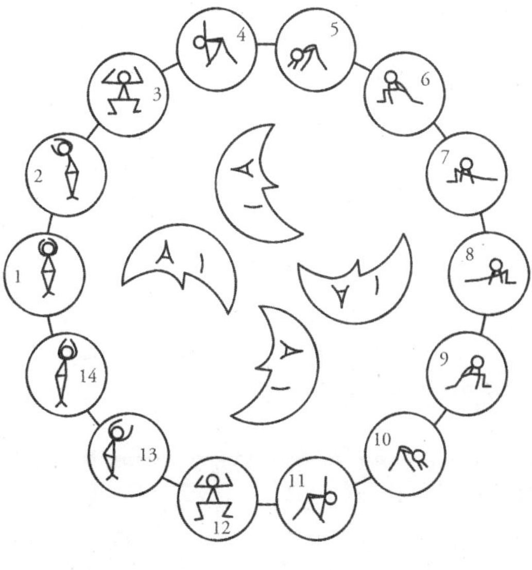

La Salutation à la lune

Souvenez-vous bien que lorsque vous passez d'un côté à l'autre du tapis, vous imitez la trajectoire de la lune dans le ciel étoilé.

1. Salutation vers le haut, paumes jointes au-dessus de la tête
2. Le Croissant de lune, vers la gauche
3. La Déesse, squat large, bras en cactus, paumes vers l'avant
4. Le Triangle, pied gauche vers l'avant, main droite vers le haut
5. La Pyramide, haut du corps vers la jambe gauche
6. Fente vers la gauche
7. Fente avant, jambe droite tendue. Passage d'une jambe à l'autre (Malasana)
8. Fente avant, jambe gauche tendue
9. Fente vers la droite
10. Tête au genou
11. Le Triangle, pied droit vers l'avant, main gauche vers le haut
12. La Déesse
13. Le Croissant de lune, vers la droite
14. Salutation vers le haut, paumes jointes au-dessus de la tête

Pour en savoir plus et pour voir des vidéos des Salutations à la lune, au soleil et à la terre, rendez-vous sur **sentiayoga.com/yogaforwitches** (en anglais).

Les déesses de la lune

Nombreuses sont les déesses lunaires comme Hécate et Ceridwen qui sont également liées à la femme. Travailler avec la lune, c'est honorer notre sensibilité – et non y voir une faiblesse. Ces déesses sont là pour nous guider dans l'obscurité de la nuit, avec leurs lanternes qui diffusent une douce lueur.

Arianrhod (mythologie celtique) est la déesse de la lune et des étoiles. Elle possède un château dans le ciel, où les âmes peuvent se reposer (qui correspond à la constellation de la Couronne boréale) et un autre château sur terre (incarné par des rochers qui se trouvent au large de la côte du nord du Pays de Galles). Son nom signifiant « roue d'argent », elle représente la Roue de l'année, le destin, le rouet qui tisse la tapisserie de nos existences.

Hina (mythologie polynésienne), quand elle est née, était une simple mortelle, mais elle en a eu marre du bruit et de l'agitation de la terre. Et elle s'est retirée sur la lune pour y trouver la paix – je crois que nous pouvons tous la comprendre ! Depuis le ciel, elle guide les marins qui traversent les océans. Peut-être ne pourrez-vous pas aller vous réfugier sur la lune, mais essayez de trouver un espace-refuge, même si ce n'est que pour cinq minutes – un cours de yoga, une méditation dans une pièce au calme, une tasse de thé dans un fauteuil confortable. Contactez Hina quand vous prenez du temps pour vous-même pour pouvoir ensuite aider les autres quand ils auront besoin de vous.

Conclusions

Quelle que soit la phase de la lune, prenons le temps d'observer le ciel – il nous invite à faire une pause, à créer un espace de calme pour la contemplation et la réflexion, à écouter notre intuition. Prenons le temps d'accueillir la lune et la phase de la lunaison que nous traversons.

CHAPITRE **10**

LE SOLEIL

Si le soleil est un peu moins présent que la lune en sorcellerie, c'est peut-être parce que, pour beaucoup, il représente l'énergie masculine, tandis que la lune est davantage liée à la dimension intuitive de la magie. Reste que l'énergie et les cycles du soleil sont puissants. Et que c'est tout simplement magique de travailler avec ! En outre, comme nous allons le voir, le soleil aussi peut représenter le féminin sacré. Et on peut travailler avec son énergie : le lever du soleil est un moment idéal pour tous les nouveaux départs, l'inspiration, l'amour ; le coucher du soleil est en harmonie avec le lâcher-prise.

Le cycle quotidien du soleil

Le lever du soleil

Comme le soleil, nous nous levons le matin : c'est le moment de faire un rituel pour commencer la journée dans la magie. Comme la lumière matinale vient de l'est, vous pouvez vous concentrer sur ce point cardinal pour harmoniser l'énergie du soleil et de la terre. Vous pouvez aussi imaginer que les rayons du soleil nettoient toutes les énergies négatives. Vous voilà prêt à commencer une journée magnifique !

Midi

Le soleil est à son plus haut point dans le ciel et à son plus haut niveau d'énergie. On peut utiliser sa force pour surmonter un état d'indécision ou des énergies négatives. Et profiter de sa lumière lorsqu'il est à son zénith quand on a besoin de conseils ou d'inspiration pour écrire une incantation, trouver une idée ou planifier un projet.

Le coucher du soleil

Le coucher du soleil est si particulier, avec ses magnifiques couleurs dans la lumière déclinante du jour. Le crépuscule est un moment de calme et de sérénité. Mais aussi un moment charnière entre le jour et la nuit, entre deux mondes, que beaucoup de sorcières affectionnent pour pratiquer leur magie. Vous avez envie de commencer quelque chose de nouveau ? De vous débarrasser de quelque chose d'ancien ? C'est le moment idéal pour faire un rituel, communiquer avec des esprits ou des ancêtres pour leur demander conseil.

La magie du soleil

- Préparez un thé au citron. Le citron est associé au soleil, à la pureté, au bonheur, à l'espoir et à l'amour. Et ses petites rondelles sont comme des tranches de soleil ! Ensuite, buvez-le ou versez-le au pied d'un arbre et faites un vœu. Vous pouvez aussi déposer des rondelles de citron ou d'orange séchées comme offrande sur votre autel.

- Créez un autel dédié au soleil. Choisissez un endroit baigné de lumière naturelle, un rebord de fenêtre par exemple. Déposez-y des objets liés au feu et au soleil : encens, pièces de monnaie dorées, bougie jaune, agate de feu, cornaline, ambre... Et pourquoi ne pas les disposer en forme de soleil ou de mandala ?
- Cultivez des plantes et des fleurs ! Dans un jardin, sur un balcon ou un simple rebord de fenêtre, c'est un merveilleux moyen de se connecter à l'énergie solaire. La petite sorcière verte qui est en vous leur consacrera du temps et de l'amour.

INCANTATIONS AU SOLEIL

Si vous voulez brûler une bougie magique, par exemple, choisissez-en une aux couleurs associées au soleil. Et si vous voulez oindre votre bougie ou brûler de l'encens, privilégiez des herbes elles aussi associées au soleil.

- *Couleurs : or, orange, ambre, jaune, rouge*
- *Huiles : orange, cannelle, oliban, citron, clou de girofle*
- *Animaux : lion, faucon*
- *Herbes et végétaux : tournesol, souci, pissenlit, orange, citron, safran, bouton d'or, marguerite, clou de girofle, cannelle*

- Confectionnez un bocal solaire. Remplissez d'eau un bocal (en verre de préférence) et placez-le à un endroit lumineux pour qu'il absorbe la lumière du soleil. Vous pouvez y ajouter un morceau de cornaline, une goutte d'huile essentielle ou des rondelles de citron, des pétales de tournesol ou de souci... Placez ce symbole du soleil sur votre autel ou sur votre baignoire pour vous booster lors de votre prochain bain !

L'énergie du soleil

Le soleil a des propriétés stimulantes et thérapeutiques. Si vous êtes fatigué, il vous aidera à refaire le plein d'énergie et à illuminer votre journée.

Sortez à un endroit où vous pourrez baigner dans la lumière du soleil et percevez ses rayons sur vous. Sentez son énergie irradier tout votre corps à partir du sommet de la tête, descendre le long de la colonne vertébrale, des bras et des jambes, jusqu'au bout des doigts et des orteils. Rempli du feu solaire, imaginez que tout votre corps brille d'une lumière dorée qui forme comme un bouclier autour de vous, un bouclier qui vous protège et vous apporte son énergie infinie.

Si vous ne pouvez pas sortir, choisissez un endroit lumineux devant une fenêtre. Par temps maussade, allumez une bougie, préparez-vous une boisson chaude, appelez les directions, invoquez une déesse ou un dieu solaire. Fermez les yeux et concentrez-vous sur le soleil, sa chaleur, sa lumière. Ses rayons vous étreignent. Il se peut que vous ressentiez de la chaleur ou comme une lumière. Et même que vous receviez des paroles de soutien et des conseils sages. Lorsque vous repartirez, l'énergie du soleil sera toujours en vous, pour guérir votre corps, et vous apporter force et courage.

Le soleil pour les yogis

La lumière symbolise la conscience, l'illumination. Et le soleil est révéré par les yogis d'hier comme d'aujourd'hui. Les hindous considèrent le soleil – *surya* en sanskrit – comme le centre physique et spirituel de notre univers, et comme le créateur de la vie. Ils l'honorent notamment en faisant Surya Namaskar, la Salutation au soleil, et en se connectant à leur feu intérieur. Après des Salutations au soleil, on se sent léger et plein d'énergie – voilà une séquence dynamique parfaite pour bien commencer la journée.

Si l'origine de la Salutation au soleil ne fait pas l'unanimité (mais c'est le cas de toutes les postures de yoga !), elle apparaît pour la première fois dans un texte vers 1500 av. J.-C., dans le *Rig-Veda* (la plus ancienne collection d'hymnes sacrés hindous). Ces rituels que l'on effectuait au lever et au coucher du soleil consistaient à amener le corps à la terre, puis à le relever. Nos Salutations d'aujourd'hui, même si elles ont beaucoup évolué, reflètent ce rituel de lâcher-prise, de connexion et d'abandon.

Je commence et je finis toujours la Salutation au soleil debout, en Tadasana, les mains en prière devant le cœur, pour faire une pause et me reconnecter à mon souffle. Dites-vous bien qu'il est plus important d'être connecté à ses mouvements et à sa respiration que de faire les postures « comme il faut ». Dans cette séquence, essayez de trouver votre « flow ».

Vous pouvez enchaîner les postures au rythme de vos inspirations et expirations. Respirez lentement et calmement par le nez. Quand vous maîtriserez mieux la séquence, votre mental commencera à être plus clair, et vous pourrez, avec votre corps et votre souffle, entrer dans une danse pour saluer le soleil. Faites les postures en pleine conscience, à votre rythme, sans oublier d'être attentif aux mouvements de transition, qui sont aussi importants que les postures elles-mêmes.

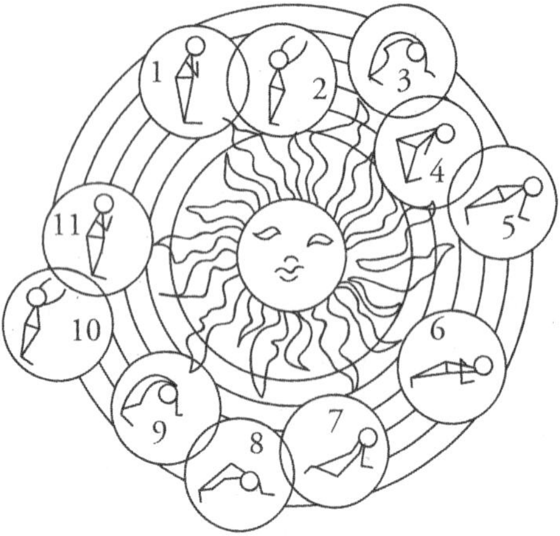

La Salutation au soleil

1. La Montagne – mains jointes devant le cœur
2. Salutation vers le haut
3. Flexion avant debout
4. Colonne étirée à l'horizontale
5. Pied en arrière (en commençant par la jambe droite)
6. Planche haute

7. Planche basse
8. Le Cobra
9. Le Chien tête en bas
10. Pied en avant (jambe droite)
11. Flexion avant debout
12. Salutation vers le haut
13. La Montagne – mains jointes devant le cœur
14. Recommencez avec la jambe gauche

C'est une pratique magnifique à faire dehors, face à l'est, en direction du soleil levant. Et aussi au moment de l'équinoxe ou du solstice, pour marquer le changement de lumière. Dans certaines traditions, on enchaîne 108 Salutations au soleil à chaque solstice et à chaque équinoxe !

Une routine matinale très simple et divine consiste à faire quelques Salutations au soleil, puis cinq minutes de méditation. Et pourquoi ne pas prévoir ensuite quelques minutes de réflexion et d'écriture dans votre journal (voir chapitre 6) ?

Vous trouverez des vidéos de la Salutation au soleil sur mon site : **sentiayoga.com/yogaforwitches** (en anglais).

LES 108 SALUTATIONS AU SOLEIL

Pour les grands mathématiciens de la culture védique, le nombre 108 symbolisait la plénitude de l'existence. Traditionnellement, on ne pratiquait les 108 Salutations au soleil qu'au moment des changements de saison (aux solstices d'hiver et d'été, et aux équinoxes de printemps et d'automne).

Aujourd'hui, beaucoup de yogis aiment faire 108 Salutations au Nouvel An ou à d'autres moments clés de la vie. La chaleur que l'on crée nettoie et détoxifie. Elle active le prana, ce qui libère des énergies et des émotions qui ne nous sont plus utiles. Ce rituel est une invitation à lâcher prise, à se laisser aller au flow, à reconnaître les émotions qui surgissent et à les laisser partir.

Les déesses du soleil

Beaucoup de divinités solaires sont masculines et l'énergie solaire est généralement associée au masculin sacré. Mais le soleil peut aussi être une force féminine, et de merveilleuses déesses solaires éclairent notre ciel…

Sulis (mythologie celtique) est une déesse du soleil et de l'eau qui m'est particulièrement chère, à moi qui vis en Angleterre dans la ville de Bath, autrefois appelée

Aquae Sulis (les Eaux de Sulis). Lorsqu'ils envahirent le Somerset, les Romains apportèrent leurs divinités et leurs croyances dans cette région principalement celtique et païenne. Fusionnant la déesse Minerve avec sa cousine païenne, ils ont créé une nouvelle déité pour la ville : Sulis Minerva. Mais Sulis est une déesse à part entière. Son nom signifie *vue* ou *soleil* – en cours de yoga, j'associe souvent son énergie au chakra du troisième œil, qui est le siège de notre intuition. Sulis nous aide à voir plus clairement et illumine notre chemin. Également divinité de l'eau, elle peut bénir les cérémonies et les rituels impliquant l'eau ou la guérison. L'eau, qui est considérée comme un élément féminin, est associée à la guérison émotionnelle.

Amaterasu (mythologie japonaise) Son nom signifie « grand ciel illuminé » et son emblème, le soleil levant, figure sur le drapeau japonais. D'après les légendes, elle est chargée de maintenir l'équilibre et l'harmonie dans le royaume terrestre. Bref, si vous sentez que vous manquez d'équilibre, connectez-vous à Amaterasu en vous enracinant dans la terre et en absorbant la lumière solaire – sortez dans votre jardin, allez marcher, asseyez-vous au soleil.

Áine (mythologie celtique) est l'étincelle de la vie. Mais c'est aussi la déesse irlandaise de la guérison, de l'amour, de la fertilité et de la prospérité. Souvent représentée sous les traits d'une reine féerique, Áine nous rappelle l'éclat de l'été, la puissance de l'amour et de la joie, et nous aide à trouver la lumière dans l'obscurité.

Sehkmet (mythologie égyptienne) est une déesse guerrière dépeinte comme une lionne et une féroce chasseresse. Elle représente à la fois la force et les pouvoirs destructeurs du soleil, cause de sécheresse et de famine. Elle nous rappelle notre force intérieure, la lionne qui est en nous, et nous aide à l'accueillir, même quand cela nous fait peur.

Brigid (mythologie celtique) est une divinité du feu si vieille qu'elle compte d'innombrables incarnations, comme déesse ou comme sainte, et qu'elle est connue sous plusieurs noms – Brigitte, Brigit, Bride, Bridghe, Brigantia… Elle est connectée à la lumière et aux éléments du feu – la santé, le foyer et la maison. Vous pouvez invoquer son énergie en particulier au moment de la fête d'Imbolc, le 1er février, pour rallumer votre inspiration et la flamme de vos rêves oubliés. Les (futures) prêtresses de Brigid (comme moi) apprennent d'elle à chaque moment de la Roue de l'année, depuis Imbolc (Bridie la jeune vierge) jusqu'à Samain et Yule (la Déesse Mère et la vieille femme). Les animaux qui lui sont associés sont le cygne, le serpent, la vache, le loup, ainsi que les créatures magiques que sont la licorne, la selkie, le phénix et le dragon.

Conclusions

Le soleil, avec son énergie dynamique, est yang. La lune, elle, avec son énergie restaurative, est yin. Comme toujours, l'équilibre est essentiel. Alors prenez le temps de vous (re)poser et de réfléchir. Et accueillez les moments où il faudra être courageux, activer votre feu intérieur, votre passion, et avancer dans le monde avec toute la puissance de la déesse, de la magie et du soleil qui sont en vous !

CHAPITRE 11

LA TERRE

Nous sommes souvent obnubilés par ce qui se trouve au-dessus de notre tête : le soleil, la lune, les étoiles… et nous en oublions ce qui se trouve sous nos pieds : la terre. Il nous est parfois très difficile de vivre dans le respect de notre instinct et de la nature dans notre monde si concret façonné par l'homme, un monde déconnecté de la Terre-Mère. La manière la plus simple et la plus rapide de se reconnecter à la magie terrestre ? Sortir et marcher sur la terre.

Quand vous vous promenez, pratiquez la pleine conscience. Faites une pause pour observer vos sensations – ce que vous voyez, sentez, entendez, et ressentez. Ou pratiquez des rituels pour faire honneur à des moments spécifiques ; pensez aux festivals et aux esbats, mais n'oubliez pas que chaque jour est une grande occasion en soi !

Je savoure les moments que je passe dans la nature. Je construis parfois un autel, avec des brindilles, des feuilles et des fleurs tombées. Je forme un cercle autour de moi avec des feuilles ou des pommes de pin. Ou bien je marque les directions avec des glands. On peut aussi rassembler des objets pour aménager un petit autel à la terre chez soi. Ces autels sont particulièrement fantastiques à l'automne et en hiver, des saisons qui sont liées à la terre. Pour votre autel, choisissez des pierres, noix, os, et autres – qui résiste à la beauté d'un marron tout brillant ?

Aménagez des espaces sacrés dans votre jardin : guirlandes de brindilles et de fleurs, tas de galets, cercles de pierres… Et pourquoi ne pas faire les choses en grand et dédier tout votre jardin à la terre sacrée ?

La terre

Si vous avez envie d'approfondir ce sujet et de plonger vos mains dans la terre, le champ des possibles est immense, du plus pratique au plus magique !

Lignes telluriques : certains sites géographiques et mégalithes sont alignés sur des lignes telluriques, ou *ley lines*.

Cuillette : la cueillette consiste à récolter des végétaux dans leur habitat naturel, généralement à des fins alimentaires ou médicinales.

Pierres sacrées : certaines pierres sont considérées comme sacrées aux quatre coins du monde. Quelques-unes pour leur forme ou leur composition, d'autres pour ce qui est gravé dessus, d'autres encore parce qu'elles ont été disposées d'une certaine manière, selon des rituels, par nos ancêtres. Il y a par exemple un millier de cercles de pierres dans les îles Britanniques, d'où je viens, mais on en trouve aussi sur tous les autres continents.

Utilisés autrefois lors de rituels et de cérémonies, ce sont des endroits merveilleux pour se connecter à l'énergie ancestrale de la terre. Allez-y avec un ou une ami-e – c'est une expérience puissante à partager ! Un jour, ma tante a visité le site d'Avebury, dans le sud de l'Angleterre, qui abrite le plus grand cercle de mégalithes au monde. Elle a eu la terrible sensation que sa peau brûlait – au point que, dans notre famille, nous disons en plaisantant qu'elle était autrefois une sorcière et qu'elle a été brûlée ici. Mais il est aussi possible qu'elle ait ressenti l'énergie des pierres. Beaucoup de personnes rapportent d'ailleurs des expériences similaires.

Planter et récolter : tout le monde n'a pas un jardin, mais tout le monde peut créer un petit éden dans une jardinière ou s'occuper de plantes en pot. Chez moi, j'ai entre autres du lierre, du jasmin, des étoiles de Noël, un figuier et un joli petit arbre de jade (pour apporter le renouveau et la prospérité).

Herboristerie : au royaume de la Sorcière verte, les plantes médicinales sont reines.

Respect de l'environnement : soyez bon envers la terre et actif dans votre rôle de gardien de la nature.

Le sol

Le jardinage réduit le stress et met de bonne humeur. Il y a derrière cela une explication scientifique qui étaye ce que beaucoup d'entre nous savent instinctivement. La bactérie *Mycobacterium vaccae*, qui se trouve dans le sol, favorise la production de sérotonine, l'hormone du bonheur. Selon plusieurs études menées sur des malades du cancer, les personnes en contact avec la terre sont moins stressées et ont une meilleure qualité de vie.

Travailler directement avec la terre, avec la boue et les os, l'herbe et les pierres, est une activité très primaire. Les rituels et les incantations magiques qui y sont liés datent de temps très anciens où les sorcières faisaient avec ce qu'elles avaient, c'est-à-dire presque rien mis à part ce que leur donnait la Terre-Mère. Et il peut y avoir quelque chose de très agréable à se salir les mains dans une activité très terre-à-terre.

- Vous pouvez utiliser la terre d'une maison ou d'une région de vos ancêtres pour vous connecter à eux et renforcer votre lien au passé. Vous pouvez aussi incorporer cette terre à celle de votre jardin pour cultiver ce lien chez vous.
- Utilisez la terre de votre jardin dans un rituel ou une recette pour protéger votre maison et les personnes qui y vivent.
- Sortez dans votre jardin. La Sorcière de la cuisine, la Sorcière verte et la Sorcière des haies connaissent l'importance et la valeur des végétaux pour les recettes et les rituels.

LES RITUELS

Faites pousser une graine avec amour. Si vous êtes novice, optez par exemple pour des capucines. Semez des graines dans un pot ou au jardin. Cette plante, qui pousse vite, offre de jolies couleurs dignes d'honorer une déesse. Et la Sorcière de la cuisine en vous sait peut-être déjà que ses feuilles et ses fleurs poivrées et acidulées relèvent à merveille salades et sandwiches. D'ailleurs, ses fleurs symbolisent la vitalité (peut-être du fait de leur teneur en vitamine C). Les plantes nous rappellent que l'on ne peut pas se forcer à grandir et à se transformer. Que les choses ne peuvent pas être précipitées. Il faut se donner du temps et de l'amour, se nourrir, pour trouver sa voie et fleurir.

Les élémentaires de la terre

Le folklore, la sorcellerie et l'alchimie mentionnent des êtres qui personnifient certains éléments ou certaines forces naturels. Les êtres élémentaires (les esprits de la terre) vivent parmi les végétaux et les animaux, et prennent soin du monde naturel. Ils peuvent tout à fait être liés à la magie que l'on ressent dans la nature, devant un océan, une rivière, des arbres ou des montages. Parmi les élémentaires les plus connus, citons les fées qui, selon le folklore, habitent les sites de nos ancêtres comme les cercles de pierres et les tumulus. Citons aussi les gnomes, qui accompagnent la terre au fil des saisons et nettoient les énergies négatives et les polluants (un sacré boulot !). Dans la tradition celtique en particulier, toute rencontre avec un élémentaire est de bon augure !

Chaque culture a différents archétypes de fées. Chez les Celtes, les reines féeriques sont aussi des déesses : Rhiannon et Áine en sont deux magnifiques et puissants exemples. Dans les mythologies anglaise et cornouaillaise, les fées, les lutins et les farfadets vivent dans les arbres et dansent au milieu des fleurs. En Islande, avant de construire une route, il faut consulter le « peuple caché » pour éviter de troubler les créatures féeriques et de s'attirer ainsi le mauvais sort. Vous avez envie de vous connecter aux énergies élémentaires par la sorcellerie ou le yoga ?

J'ai tout à fait conscience des regards que les gens peuvent lancer quand on commence à parler de peuple caché et de fées. Qu'à cela ne tienne. À chacun de déterminer quel degré de magie il veut faire entrer dans sa vie. Si les fées et les lutins vous aident à vous connecter à votre enfant intérieur, alors tant mieux.

La magie est là où on la trouve. Dans la quête de la magie, l'important n'est pas le réel et le fictif, mais l'intuition, l'émotion, la joie et l'espoir. On se dit parfois qu'il faut être sérieux dans sa pratique spirituelle – et parfois, il le faut. Mais ce n'est pas parce qu'on fait quelque chose avec plaisir qu'on ne fait pas quelque chose d'important. La différence, c'est la joie. Alors, en cours de yoga, amusez-vous, faites une plaisanterie, riez si vous faites tomber vos cristaux, si vous vous emmêlez les pinceaux avec vos plantes, si vous oubliez le nom d'une déesse. On s'en fiche ! L'application que l'on met dans ses rituels et ses pratiques est essentielle, c'est de la pleine conscience en action, mais la joie l'est tout autant !

Les végétaux

Tout comme nous, les plantes et les arbres ont leur propre énergie – une fréquence vibratoire unique à chaque espèce. Quand on travaille avec l'énergie des végétaux, on se connecte à l'énergie de la nature, on revient au savoir ancestral et on s'immerge dans les bienfaits de la terre.

Depuis des millénaires, les huiles essentielles et les plantes aromatiques sont utilisées dans le monde entier pour transformer les états de conscience, se connecter au divin, soigner le corps, l'âme et le mental. Elles font partie de l'histoire du yoga et de la sorcellerie.

Les « essences » – obtenues selon le plus vieux procédé de production d'huile essentielle, où l'essence de la plante est conservée dans de l'huile sacrée de santal – sont mentionnées dans les textes ayurvédiques et yoguiques anciens, et, comme le yoga, elles sont originaires de la vallée de l'Indus. Les « huiles essentielles » en sont notre version occidentale moderne. Distillées directement à partir des végétaux, elles parlent à nos sens et activent nos pouvoirs de guérison innés – ce don de guérison des végétaux est l'âme de la plante. Les plantes ont mille vertus thérapeutiques, qui se combinent les unes aux autres pour former un tout. La Sorcière verte et l'herboriste savent qu'une plante peut avoir une multitude d'applications, pas seulement physiques. On peut aussi considérer les plantes d'un point de vue émotionnel et spirituel.

En tous les cas, plus on passe de temps avec une plante, mieux on comprend ses pouvoirs de transformation.

La magie et la transformation se produisent à un niveau physique et émotionnel quand on laisse l'essence de la plante, qui s'exprime dans l'huile essentielle, devenir une partie de nous-mêmes. Les végétaux peuvent être vos alliés dans votre travail spirituel et dans la découverte

LE POUVOIR DES ODEURS

Toutes les informations des sens autres que l'odorat sont filtrées par le thalamus, la partie du cerveau qui traite les informations sensorielles – il ne peut pas traiter tous les messages qui arrivent de nos sens, ce serait trop. Les informations olfactives, elles, vont directement vers le système limbique. Celui-ci est connecté à la mémoire et à la vie émotionnelle, ce qui explique pourquoi les odeurs sont si étroitement liées à la mémoire et aux émotions.

Les senteurs des huiles essentielles qui possèdent les plus petites molécules, comme l'huile essentielle de jasmin, sont les premières que nous percevons et les premières à disparaître. On parle de « note de tête ». Ces huiles sont associées aux chakras supérieurs. Les « notes de fond » sont des parfums plus lourds, avec des molécules plus grosses, comme le cèdre. Ces huiles aident à s'ancrer ; elles sont associées au chakra racine.

de votre âme. Certaines odeurs vous rappelleront la maison ou le pays de votre enfance. Si vous vous intéressez à vos ancêtres et à votre histoire, penchez-vous sur les végétaux que vos grand-mères et arrière-grand-mères ont pu utiliser. Et pourquoi ne pas utiliser une huile qui vous aidera à vous ancrer pour tracer un cercle ou trouver le calme pendant le pic d'énergie de la pleine lune ?

Les huiles essentielles font partie des remèdes à base d'un seul végétal appelés « simples » (voir chapitre 7). Une simple peut s'ingérer (un thé à la menthe par exemple), mais ce n'est pas le cas de la majorité des huiles essentielles dont l'usage est réservé à l'aromathérapie. Cela dit, les huiles essentielles s'utilisent d'une foule de manières différentes : dans un bain, un diffuseur, sur un mouchoir, en inhalation, avec une huile de massage.

Voici quelques idées d'utilisation d'huiles essentielles courantes. Choisissez des huiles pures, biologiques, issues d'une production durable. Souvenez-vous que les huiles essentielles sont sacrées : elles portent en elles l'âme de la plante et la sagesse de la terre. Alors utilisez-les à bon escient et avec respect.

Patchouli : Cette huile chaude et apaisante est prisée depuis des siècles. Le pharaon Toutankhamon a été enterré avec de l'huile essentielle de patchouli et, dans la mythologie hindoue, la déesse Lakshmi s'en servait pour sublimer sa sensualité.

Cèdre : Fantastique pour travailler avec le chakra racine et se connecter à la terre. Les huiles d'arbres ont toutes des propriétés enracinantes et stabilisantes. Le cèdre peut s'employer en période de stress pour concentrer le mental et apaiser l'âme.

Jasmin : En Asie, l'huile essentielle de jasmin est utilisée depuis des siècles contre l'anxiété et le stress. Grâce à son énergie vibratoire élevée, l'huile essentielle de jasmin est parfaite pour un travail de projection astrale ou de méditation sur le chakra du sommet de la tête.

Lavande : Cette plante, qui a des propriétés notamment purificatrices et apaisantes, sert à dénouer les tensions, les raideurs et les douleurs anciennes pour créer de l'espace et se transformer.

Citron : L'huile essentielle de citron contient de puissants antioxydants qui ont un effet boostant. Connecté au soleil et au feu, le citron est idéal pour un travail sur les festivals et les déesses solaires, et les manifestations.

La magie de la terre pour les yogis

En yoga, nous pouvons nous focaliser sur notre connexion physique à la terre. Mais la terre n'est pas seulement à l'extérieur de nous : elle se trouve dans tous les éléments solides du corps : les os, les tissus, la chair.

Au fil des ans, j'ai découvert une kyrielle de Salutations à la terre différentes. Mais la version que j'utilise le plus, je l'ai créée moi-même. C'est une séquence très simple, qui avance et recule au rythme de la respiration. Le mot sanskrit *bhumi* renvoie à la terre, au sens de matière, et non de planète. Vous pouvez regarder cette séquence sur mon site **sentiayoga.com/ yogaforwitches** (en anglais).

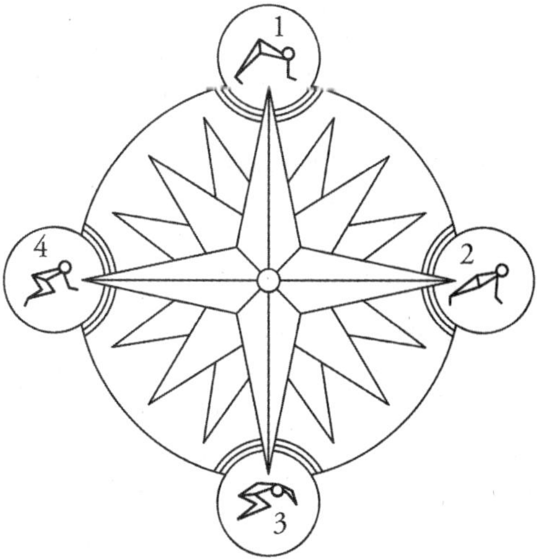

La Salutation à la terre

- Expirez en Chien tête en bas
- Inspirez en Planche haute
- Expirez dans l'Enfant
- Inspirez en Table (à quatre pattes)
- Revenez en Chien tête en bas.

Enchaînez 5 à 10 salutations sans forcer, en suivant votre respiration.

Les déesses de la terre

Si la plupart des déités de la terre sont des femmes, c'est peut-être parce que la terre est notre mère à tous.

Gaïa (mythologie grecque) est l'une des divinités primordiales de la Grèce antique. Les divinités primordiales étaient les premiers dieux et déesses nés du vide du chaos. Mère de nombreux dieux, Gaïa représente aussi la terre sur laquelle ils vivent.

Cailleach (mythologie celtique) est la déesse et la reine de l'hiver. Pendant les mois les plus sombres de l'année, elle balaie les terres de sa cape blanche et gèle les sols. Personnification de la puissance de la nature, la Cailleach est une bâtisseuse de la terre ; elle sculpte les rochers et les montagnes pour s'en servir de marchepied.

Pachamama (mythologie inca) est une déesse de la fertilité, mère de la terre et du temps. Elle fournit tout ce qui est nécessaire à la vie, et préside aux plantations et aux récoltes. Elle incarne de plus les montagnes et les séismes. Selon la légende, si on lui manque de respect, Pachamama se transforme en dragon, sous les montagnes, et fait trembler la terre. Alors n'oubliez pas de l'honorer !

Aranyani (mythologie hindoue), déesse de la forêt et des animaux, vit en leur compagnie. Insaisissable, courageuse, elle chérit la liberté et la solitude, comme les animaux de la forêt. Un hymne du *Rig-Veda* raconte qu'elle aime la jungle, où elle est chez elle, et même ses coins les plus sombres dont elle n'a pas peur. Elle adore y marcher et s'y cacher. Mais si vous avez de la chance, vous entendrez peut-être le tintement des clochettes qui ornent ses chevilles.

Prithvi (mythologie hindoue), déesse de la terre, est à l'origine de tous les végétaux et nourrit toutes les créatures vivantes sur terre. Le mot sanskrit *prithvi* signifie terre ; la déesse Prithvi est la personnification de la Terre-Mère, l'essence de l'élément terrestre. Lors de funérailles, on dit des prières à Prithvi pour qu'elle enveloppe tendrement le défunt de ses bras.

Papahanaumoku (mythologie hawaïenne) est la Terre-Mère et la déesse créatrice qui a créé, avec le père céleste Wakea, le peuple hawaïen. Les « Hale o Papa » (les « maisons de Papa ») sont des temples réservés aux femmes, qui adressent à Papahanaumoku leurs prières pour qu'elle leur confère la vie et la santé. Papa est celle qui donne la vie, aime, pardonne et nourrit tout être vivant.

Conclusions

Laissons nos racines plonger dans la terre et retrouver nos ancêtres. Travailler avec et sur la terre est une bonne occasion de se réaligner et de se reconnecter aux éléments de la planète. Et, surtout, une occasion de cultiver la gratitude envers la terre et sa générosité : notre nourriture, notre maison, et même l'air que nous respirons sont de précieux dons.

CHAPITRE 12

LES RITUELS ET LES CÉLÉBRATIONS

Le mot « rituel » vient du sanskrit *r'tu*, qui signifie « sacré », mais aussi « période particulière », « saison », et également « période des menstruations » chez une femme – les femmes et les rituels ont toujours fait bon ménage ! *R'tu* a donné lieu, un bon millier d'années plus tard, au mot latin *ritus*. Et notre « rituel » moderne fait encore référence à une période spéciale et sacrée. Un rituel repose sur des actions symboliques et des icônes qui servent de pont entre le monde physique et le monde divin. On utilise souvent des symboles du résultat que l'on désire obtenir (par exemple une récolte fructueuse), de l'entreprise que l'on souhaite bénir (par exemple un voyage) ou du moment particulier de l'année que l'on célèbre. Les rituels se font en groupe ou individuellement.

Depuis l'aube des temps, les êtres humains accomplissent des rituels pour marquer le passage du temps ou certains événements, rendre hommage à des ancêtres, ou encore demander conseil aux esprits. Quelles que soient votre religion ou vos pratiques spirituelles, les rituels constituent de puissants outils pour vous connecter à vous-même et à la terre. La magie se trouve en chacun de nous, mais, parfois, nous perdons le contact avec elle et nous ne percevons plus ses incroyables manifestations dans le monde qui nous entoure. Les rituels nous aident à nous reconnecter, mais aussi à être à l'écoute. Ils invitent la magie dans notre vie quotidienne, à n'importe quel moment : lorsqu'on allume une bougie, que l'on se fait couler un bain, que l'on prépare une tasse de thé… Le monde nous envoie une kyrielle de messages différents pour nous rappeler ce dont nous avons besoin dans la vie. Les rituels nous permettent de trouver notre voie et de retrouver la paix – ils nous poussent à réfléchir à ce dont nous avons vraiment besoin et à éprouver de la gratitude pour ce que nous possédons.

Les rituels sont un moyen d'exprimer cette gratitude et de trouver une harmonie dans notre vie. Les meilleurs d'entre eux sont uniques, personnels, il est donc bon de faire des essais pour trouver ceux qui résonnent le plus en vous. Si vous êtes créatif, par exemple, pourquoi ne pas aller voir du côté de la peinture et des collages ? Si vous chantez, regardez du côté du travail de la voix et des chants. Mettez vos talents à profit pour inventer des rituels personnalisés, qui ont une signification pour vous.

Sachez que l'on peut réaliser de très beaux rituels à l'improviste. Par exemple, l'an dernier, j'ai participé à une retraite en Cornouailles et j'ai improvisé ce rituel : debout sur une falaise près du château de Tintagel, j'ai chanté face à l'océan.

Les rituels se font seul ou à plusieurs. Dans la nature, vous pouvez allumer un feu de camp, danser ou encore former un mandala avec des feuilles, des fleurs, des pierres ou des plumes. Vous pouvez faire des prières ou allumer des bougies en pensant à une déesse particulière, un thème ou un élément précis. Vous pouvez aussi savourer un moment passé dans la nature sans projet particulier, simplement en étant avec des amis ou en réfléchissant, en vous connectant à la terre. Les rituels visent à calmer et à centrer le mental, afin d'être à même d'écouter les voix plus subtiles de l'intuition et de la magie. Les rituels solitaires comme faire de la méditation et de la relaxation, ou prendre soin de soi, se font à l'intérieur ou en plein air.

Les rituels nous aident à trouver la sérénité et le bonheur, à être en paix avec nous-mêmes – la magie est en nous. Mais dans le brouhaha du monde, il est parfois difficile d'être à l'écoute de notre sagesse intérieure. C'est pourquoi les rituels sont des outils précieux. Et si, la prochaine fois que vous traversez un pont, vous vous disiez que vous passez un seuil et que vous laissez derrière vous vos doutes et vos peurs ? Et, quand vous faites le ménage, pourquoi ne pas imaginer que vous lavez votre vie de l'autocritique et de l'intransigeance envers vous-même ? Jetez les vieilleries qui vous encombrent pour faire place à un nouveau sanctuaire et à de bonnes habitudes.

Confectionner un autel

Pour commencer, créez un autel. C'est un espace sacré qui vous appartient entièrement. Un endroit où placer des représentations de déesses, brûler de l'encens, rassembler des bougies et des petites choses que vous aurez glanées dans la nature – fleurs, fruits, plumes… Cet autel peut aussi être un espace où méditer, prier ou imaginer des incantations. Vous pouvez évidemment changer les images et les objets au fil des saisons et de vos envies.

Votre autel injectera de l'énergie positive dans votre cœur et dans votre maison. C'est un symbole physique de votre intention, une manière d'inviter ce que vous aimeriez avoir dans votre vie.

Choisissez un endroit agréable, que vous verrez régulièrement pour vous rappeler de prendre le temps de méditer et de réfléchir. Et nettoyez bien cet espace. Vous pouvez d'ailleurs faire du choix et du nettoyage de cet emplacement une cérémonie en soi.

Choisissez des objets auxquels vous vous sentez connecté, des petites choses de la nature ou des déesses. Mon autel se compose d'une statue de déesse, d'images de déesses de la terre et de l'eau, d'un cristal d'améthyste, d'une petite bouteille d'eau de la cascade de Saint Nectan's Glen, de plumes et de bougies. Osez être créatif et jouer avec la disposition de vos objets – le ciel est la limite ! Dites-vous bien qu'il n'y a ni bonne ni mauvaise manière de faire. Parfois, le matin, j'allume une bougie et je médite, je m'étire et j'écris devant mon autel. D'autres jours, j'invente un rituel du soir ou une formule magique. À Noël, mon sapin devient mon autel ; j'adore faire du yoga, méditer ou écrire dans mon journal sous ses lumières.

Beaucoup de sorcières posent sur leur autel un symbole de chacun des quatre éléments. Par exemple, une plume ou de l'encens pour l'air, un cristal ou une pierre pour la terre, une petite fiole d'eau ou un coquillage pour l'eau, une bougie pour le feu.

Vous pouvez choisir des bougies de différentes couleurs pour vos incantations. Pour vos rituels, placez par exemple sur votre autel un bol ou un chaudron, un athamé (couteau sacré), un totem, une bouteille de sorcière (voir page suivante), une baguette magique, une coupe rituelle ou un calice. Et, enfin, votre *Livre des ombres*, que vous pouvez laisser en permanence sur votre autel, ou bien ne sortir que pour préparer un rituel ou une incantation magique.

LES BOUTEILLES DE SORCIÈRES

Les bouteilles de sorcières sont des bouteilles que l'on emplit de divers liquides et objets, et qui jouent un rôle de protection. Elles existent depuis des siècles. Récemment, on les utilise aussi à des fins thérapeutiques, ainsi que pour s'attirer la prospérité et l'abondance. En un sens, ce sont des sortes de formules magiques mises en bouteille. On en a retrouvé enterrées sous l'âtre de maisons, sous des planchers ou encore dans les murs de logements anciens. Emplissez la vôtre de tout ce que vous voulez, en fonction de vos intentions.

La bouteille de sorcière yoguique

Voici une bouteille de sorcière que j'ai imaginée spécialement pour votre voyage au pays des sorcières yoguiques !

- *Prenez une bouteille (de préférence en verre) ou un petit bocal bien propre avec un couvercle hermétique.*
- *Notez une phrase positive ou un* sankalpa *(intention) sur un petit morceau de papier. En quête de quoi êtes-vous ? Force ? Liberté ? Joie ? Inspiration ? Insérez-le dans la bouteille.*
- *Ajoutez des herbes et des épices d'Asie, la région d'origine du yoga :*

- *quelques grains de poivre noir pour vous protéger lors de votre voyage (il y a très longtemps déjà, on mettait du poivre dans ces bouteilles pour se protéger du mal et de l'énergie négative)*
- *une étoile d'anis, pour la chance, l'amour et la santé*
- *un bâtonnet de cannelle pour la protection, la force et la réussite*
- *quelques pétales séchés de lotus bleu, une fleur sacrée aux yeux des hindous et révérée par les yogis. Le lotus aux mille pétales représente la connaissance, la sagesse et l'illumination. Le lotus pousse dans les eaux boueuses et monte à la surface pour fleurir tel l'être illuminé qui émerge au-dessus du brouhaha du monde. (Les pétales séchés de lotus bleu s'achètent en boutique spécialisée et en ligne. Mais vous pouvez les remplacer par des fleurs de lavande, violettes, qui sont de la couleur du chakra couronne et représentent la pureté et la spiritualité.)*

- *Choisissez un ruban violet ou bleu (ou de la couleur du chakra qui résonne le plus en vous), à nouer autour du col de la bouteille.*
- *Ajoutez quelque chose qui vient de vous – un cheveu, une rognure d'ongle ou quelque chose de votre maison.*
- *Une fois que votre bouteille est prête et fermée, placez-la sur votre autel ou à un endroit sacré, ou alors enterrez-la devant chez vous, dans votre jardin ou dans une jardinière : elle apportera protection et illumination à tous ceux qui habitent chez vous.*

Rituel matinal

Pourquoi de ne pas combiner certaines des pratiques que je vous ai présentées dans ce livre pour vous concocter un beau rituel matinal ?

- Commencez par réveiller votre énergie / prana / chi : étirez-vous, bougez, faites quelques Salutations au soleil, à la terre ou à la lune (reportez-vous aux chapitres correspondants) en fonction de votre forme. Vous vous connecterez à votre corps, à votre mental et à votre souffle.
- Asseyez-vous dans une position confortable, concentrez-vous sur votre souffle et détendez-vous. Faites quelques minutes de méditation simple pour centrer votre mental (voir chapitre 4). Ouvrez un espace de réflexion sur vous et d'expression, sans juger ni rien attendre de particulier.
- Écrivez : suivez votre intuition, écrivez ce qui vous vient à l'esprit, que ce soit un mot ou une phrase qui résonne en vous (voir chapitre 6 sur l'écriture d'un journal). Ou bien dressez simplement une liste de vos objectifs pour la journée.
- Quand vous vous arrêtez naturellement d'écrire, faites une pause et revenez à votre méditation. Observez les pensées et émotions qui se présentent à vous, et, éventuellement, notez-les. Quand vous vous sentez prêt, fermez votre journal et commencez votre journée.

À présent, penchons-nous sur un des rituels les plus faciles à faire, où que l'on se trouve, quelle que soit l'occasion : délimiter un cercle.

Délimiter un cercle

Dans le monde du paganisme et de la sorcellerie, les cercles, roues et spirales sont légion. De fait, le but de ces pratiques est de se connecter à une immense sphère : la terre. Dans le ciel, la lune et le soleil forment également deux grands cercles. Pas étonnant donc de choisir des motifs circulaires pour représenter les saisons, les éléments, les points cardinaux, les phases de la lune, la mort et la renaissance, le cycle de la vie, qui n'a ni commencement ni fin.

En sorcellerie, il est courant de délimiter un cercle autour de soi pour favoriser la concentration ou pour se protéger. Ce cercle peut être physique ou imaginaire. Une fois que l'on a tracé un cercle, on peut si on le souhaite appeler les directions. La Roue de l'année et l'appel aux directions permettent de s'orienter, sur les plans à la fois géographique et temporel.

Comment délimiter un cercle

Au début d'un rituel ou lorsqu'on va dire une incantation, on délimite un cercle autour de soi ou de son groupe. On peut le tracer ou le matérialiser physiquement par des bougies, des feuilles, du sel ou autre. On peut également choisir de ne placer ces éléments qu'aux quatre points cardinaux. Mais il est aussi possible d'imaginer ce cercle. Ensuite, si on le souhaite, on invoque les directions.

À la fin du rituel, on ouvre le cercle physiquement ou mentalement. Et on peut remercier les directions et les éléments, en disant par exemple : « Feu, merci d'avoir été présent. » Certains clôturent leurs rituels en disant : « Le cercle est ouvert, mais il n'est pas brisé. »

Les quatre directions

L'appel aux directions permet de s'enraciner et de s'orienter en reconnaissant au sens premier les directions, c'est-à-dire les points cardinaux. Ces quatre points sont chargés de symboles. Le nord et l'hiver, qui y est associé, se trouvent au même endroit sur certaines Roues de l'année. Idem pour le sud, l'été et le feu. Mais les saisons et les éléments associés à chacune des quatre directions sont variables et certaines roues placent l'eau avec l'été, l'air avec l'hiver et le feu avec le printemps. Bien sûr, vous êtes entièrement libre de créer la roue qui vous plaît !

Appeler les directions

J'ai appris à appeler les directions lors de ma formation de prêtresse au Glastonbury Goddess Temple. Au début, ça peut sembler un peu bizarre de dire les points cardinaux tout haut, mais, avec le temps, c'est devenu une habitude que j'adore, et je le fais souvent en cours de méditation ou lors de mes rituels. Une habitude que je trouve très précieuse à l'étranger, pour mieux s'orienter et marquer son arrivée dans un nouveau pays. En tout cas, dites-vous bien qu'il n'y a pas une bonne manière de faire les choses et que c'est l'intention qui importe avant tout.

Ne vous tracassez pas trop, choisissez des mots simples et laissez-vous guider par votre intuition.

Pour inaugurer une cérémonie, vous pouvez dire quelque chose comme « Bienvenue » ou « Soyez bénis », pour la clore : « Merci et adieu ». L'appel aux directions commence généralement par l'est, le printemps et le soleil levant.

EST/PRINTEMPS/AIR/ÉQUINOXE

J'appelle l'énergie de l'est. Lieu du soleil levant, des commencements et des nouvelles idées, de l'air et des vents, de l'illumination, de l'aube et du jour nouveau. L'est qui représente le printemps.

Bienvenue, énergie de l'est !

SUD/ÉTÉ/FEU/SOLSTICE

J'appelle l'énergie du sud. La puissance de l'été et l'abondance. Le soleil de midi, la passion, la création et l'inspiration. L'étincelle de la vie, le feu intérieur.

Bienvenue, énergie du sud !

OUEST/AUTOMNE/EAU/ÉQUINOXE

J'appelle l'énergie de l'ouest. Lieu du soleil couchant, de la réflexion et de l'introspection, des fins et des transitions. La puissance de l'automne et les récoltes généreuses, les rêves du soir, la transformation et le changement.

Bienvenue, énergie de l'ouest !

NORD/HIVER/TERRE/SOLSTICE

J'appelle l'énergie du nord. De la nuit et de l'hiver, la paix, la régénérescence et le calme, la sagesse et la réflexion. L'étoile du nord et la nouvelle lune.

Bienvenue, énergie du nord !

Célébrer les saisons

Les traditions du monde entier comportent des rituels et des fêtes pour célébrer les saisons, les périodes de semis et de récolte, ainsi que les différentes étapes du cycle du soleil. Toutes les saisons apportent leur lot de changements, et nos ancêtres savaient qu'elles avaient chacune une grande valeur. Hélas, dans notre vie moderne, nous avons perdu cette harmonie avec les saisons. Notre manière de cultiver la terre s'en est détachée, comme si l'humain était supérieur à la nature.

Les saisons, les changements et la connexion aux différentes énergies du monde sont des clés de la sagesse des yogis et des sorcières. Les fêtes en l'honneur des saisons nous aident à connecter les mouvements du soleil, de la lune, de la terre et de nous-mêmes dans une danse cosmique. Elles nous aident à comprendre la nature cyclique des changements, à acquérir une sagesse et à mieux vivre les périodes transitoires. Et peut-être vous donneront-elles envie de participer à de grandes célébrations organisées chaque année ou à créer vos propres rituels ?

La Roue de l'année

La Roue de l'année représente la vie de manière circulaire. Le cercle et la spirale sont de vieux symboles féminins. L'énergie masculine est plus souvent présentée par des symboles linéaires.

La Roue de l'année est un disque divisé en huit quartiers qui suivent le cycle des cultures : les semis se font à Imbolc, les cultures poussent jusqu'à l'équinoxe de printemps, Ostara, et mûrissent pour être récoltées à Lammas/Lugnasad, Mabon et Samain. La terre s'endort jusqu'à Yule et se réveille à Imbolc. On peut imaginer le même genre de roue sur un mois, avec le cycle de la Lune. Certains objectifs que vous vous fixez prennent

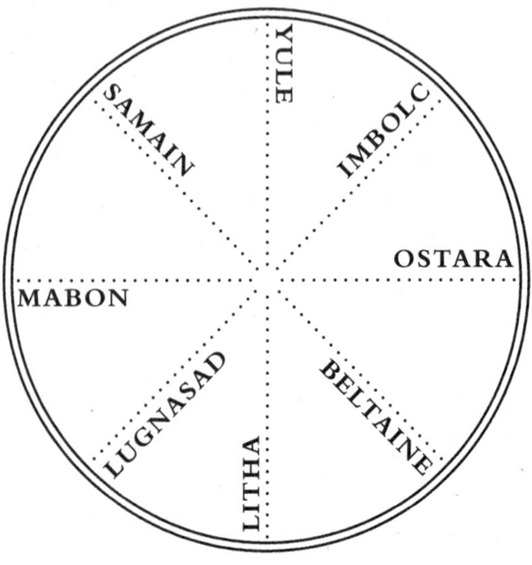

un an à se concrétiser, d'autres un mois. Si la Roue de l'année varie en fonction des cultures (on parle aussi de Roue de la vie et on trouve la Roue de médecine chez les Amérindiens), elle repose toujours sur l'idée que toutes les choses possèdent une énergie et sont interconnectées.

Mais penchons-nous de plus près sur les fêtes qui suivent les saisons et ponctuent l'année en fonction de la position du soleil dans le ciel. Nous verrons ensuite comment se connecter au cycle des saisons.

Équinoxes et solstices : les fêtes solaires

Le mot **solstice** signifie « arrêt du soleil ». Les solstices d'hiver et d'été sont respectivement le jour le plus court et le jour le plus long de l'année ; ils marquent le retour et le départ du soleil. Le solstice d'été correspond à la fête de Litha et le solstice d'hiver à celle de Yule.

Le mot **équinoxe** signifie « nuits égales » : les équinoxes sont les deux journées de l'année où la nuit dure autant que le jour. L'équinoxe de printemps correspond à la fête d'Ostara et celui d'automne à la fête de Mabon.

Les fêtes de la Roue de l'année situées entre les solstices et les équinoxes sont Imbolc, Beltaine, Lugnasad/Lammas et Samain. Elles représentent le cycle de la naissance, de la vie, de la mort et de la renaissance. Sachez qu'il existe différentes versions modernes de la Roue de l'année et qu'elles s'inspirent souvent des cultures celtique, gaélique, païenne et anglo-saxonne.

Les sabbats

Solstice d'hiver ou Yule

Hémisphère Nord : 21/22 décembre

Hémisphère Sud : 21/22 juin

C'est le jour le plus court de l'année. Ensuite, les journées rallongent. Yule vient du moyen anglais *yol* et du vieil anglais *geōl*. Cette fête païenne annonce le retour de la lumière.

Imbolc

Hémisphère Nord : 1er/2 février

Hémisphère Sud : 31 juillet/1er août

Imbolc est un mot celtique qui signifie « dans le ventre / les entrailles ». Cette fête de la fertilité marque les premiers jours du printemps et les premières étincelles de la nouvelle vie qui commence.

Équinoxe de printemps ou Ostara

Hémisphère Nord : 21/22 mars

Hémisphère Sud : 21/22 septembre

Cette fête baptisée en l'honneur de la déesse germanique du printemps et de l'aube Ostara/Eostre célèbre les nouveaux commencements, la fertilité, la renaissance. La nature reprend vie, le soleil est de plus en plus fort, les jours rallongent et se réchauffent.

Beltaine

Hémisphère Nord : 30 avril/1er mai
Hémisphère Sud : 31 octobre/1er novembre

Beltaine signifie « feux brillants » et « feux de Bel », le dieu celtique du soleil. Cette fête rend hommage à la vie, à ce moment où les énergies terrestres atteignent leur zénith.

Solstice d'été ou Litha
Hémisphère Nord : 21/22 juin
Hémisphère Sud : 21/22 décembre

Litha, qui est le nom anglo-saxon donné aux mois de juin et juillet, est souvent associé aux festivités du solstice d'été. Le jour le plus long de l'année apporte l'abondance, la joie et la chaleur.

Lugnasad/Lammas
Hémisphère Nord : 31 juillet/1er août
Hémisphère Sud : 1er/2 février

Lugnasad, Samain, Imbolc et Beltaine sont les quatre grandes fêtes saisonnières de la culture gaélique. Le mot Lugnasad vient du nom du dieu du soleil irlandais Lugh. Le mot Lammas (pain/miche), lui, vient de l'anglo-saxon. Cette fête marque le début des récoltes, une période où on se rassemble et où on exprime sa gratitude pour l'abondance.

Équinoxe d'automne ou Mabon
Hémisphère Nord : 21/22 septembre
Hémisphère Sud : 21/22 mars

Mabon est un dieu gallois, fils de la déesse de la terre Modron. À l'équinoxe, le jour et la nuit, en parfait équilibre, ont exactement la même durée. Mais à partir de Mabon, l'année commence son déclin et la nuit devient plus longue que le jour. C'est aussi le moment de la seconde récolte, celle des fruits comme les pommes, les poires et les baies.

Samain
Hémisphère Nord : 31 octobre/1er novembre
Hémisphère Sud : 30 avril/1er mai

Il existe différentes explications sur l'origine possible de ce mot. Selon l'une d'elles, qui est ma version préférée, Samain vient du mot celtique *samani* qui signifie « assemblée » ou « rassemblement », mais qui se traduit aussi par « fin de l'été ».

Samain sonne le commencement de la moitié la plus sombre de l'année. Cette fête du feu est un moment particulièrement magique pour les pagans puisqu'il marque le début d'une nouvelle année. Mais c'est aussi une invitation à se reposer, à réfléchir à l'année qui vient de s'écouler et à celle qui s'annonce. Samain est la dernière fête de l'année dédiée aux récoltes (noix, noisettes, baies, etc.) et la dernière de ce cycle annuel de naissance et de croissance.

Travailler avec les saisons

Les périodes qui séparent les fêtes possèdent une énergie et une signification uniques que l'on peut célébrer par des rituels, des formules magiques et des pratiques yoguiques. Le yogi, la sorcière et la créatrice qui sont en vous, comme en chacun de nous (de même que les énergies des saisons) ont peut-être besoin de quelques encouragements pour prendre leur envol.

Mouvement : d'Imbolc à l'équinoxe de printemps
Réveil : de l'équinoxe de printemps à Beltaine
Croissance : de Beltaine au solstice d'été
Prospérité : du solstice d'été à Lugnasad
Rassemblement : de Lugnasad à l'équinoxe d'automne
Récolte : de l'équinoxe d'automne à Samain
Abandon : de Samain au solstice d'hiver
Repos : du solstice d'hiver à Imbolc

Mouvements (d'Imbolc à l'équinoxe de printemps)

Faites bouger votre yogi intérieur : explorez des mouvements du corps (recherche intérieure, encouragements)

Faites bouger votre sorcière intérieure : semer des graines et des intentions à l'approche d'Ostara. Connectez-vous à la nature, approfondissez votre conscience de la nature qui vous entoure.

La sève monte de nouveau. Pensez à vos intentions alors que la vie va de nouveau entrer en effervescence.

Faites bouger votre créatrice intérieure : créez un espace sacré en l'honneur de cette saison (un autel, un lieu de méditation…) ou bien faites un grand ménage chez vous.

Réveil (de l'équinoxe de printemps à Beltaine)

Réveillez votre yogi intérieur : donnez-vous de l'énergie et de la vitalité avec des Salutations au soleil et du vinyasa. Et sortez dans la nature - pourquoi pas un peu d'acro-yoga au parc du coin ?

Réveillez votre sorcière intérieure : reconnectez-vous à la terre et à la nature, et développez votre présence. Enracinez-vous et soignez-vous depuis l'intérieur.

Réveillez votre créatrice intérieure : travaillez sur les seuils (dans des méditations ou des visualisations où vous vous voyez entrer dans une nouvelle saison). Vous pouvez aussi accrocher une bouteille de sorcière près de votre porte pour la prospérité ou bien planter des rosiers pour inviter l'amour chez vous.

Croissance (de Beltaine au solstice d'été)

Développez votre yogi intérieur : explorez votre motivation, votre instinct et votre intuition. En travaillant des postures difficiles que vous voulez « maîtriser », prenez des décisions conscientes sur les mouvements que vous faites.

Développez votre sorcière intérieure : trouvez votre médecine bien à vous en faisant des mouvements et en profitant de ce que la nature a à vous offrir. Il y a tellement de choses qui peuvent nous nourrir : une promenade en forêt ou un bain de soleil, et nous fleurissons.

Développez votre créatrice intérieure : connectez-vous à votre esprit primal en bougeant, en dansant, en jouant dans la nature. Écoutez les rythmes naturels, et l'inspiration qui approche.

Prospérité (du solstice d'été à Lugnasad)

Faites prospérer votre yogi intérieur : connectez-vous à votre force et à votre feu intérieurs. Bougez en conscience et en confiance en faisant votre propre version de chaque posture. Faites des guerriers puissants et des équilibres d'une parfaite imperfection ! Explorez vos limites – sans jamais aller jusqu'à la douleur. Et sortez de votre zone de confort – mais en douceur !

Faites prospérer votre sorcière intérieure : prenez le temps d'explorer votre relation à vous-même, aux autres et à la nature. Explorez les limites, l'honnêteté et l'estime de soi.

Faites prospérer votre créatrice intérieure : exprimez votre gratitude, votre joie et votre générosité dans les arts que vous affectionnez : peinture, danse, journal intime, cuisine, artisanat…

Rassemblement (de Lugnasad à l'équinoxe d'automne)

Rassemblez avec votre yogi intérieur : faites des mouvements fluides, en harmonie avec votre corps et votre souffle. Centrez-vous dans une gratitude pour toutes les choses merveilleuses que sait faire votre corps magnifique.

Rassemblez avec votre sorcière intérieure : cueillez des herbes et des fleurs, ramassez du bois et des graines pour votre autel ou vos rituels.

Rassemblez avec votre créatrice intérieure : explorez et célébrez différentes manières de vous rapprocher de la nature alors que les températures sont encore chaudes – allez vous purifier à la mer, plantez un arbre ou bien suivez les empreintes d'animaux.

Récolte
(de l'équinoxe d'automne à Samain)

Récoltez avec votre yogi intérieur : pratiquez la gratitude, l'absence de jugement et l'absence de critique dans votre pratique yoguique.

Récoltez avec votre sorcière intérieure : pensez à la pleine lune de septembre, également surnommée la pleine lune des récoltes. Considérez ce pour quoi vous avez travaillé jusqu'à présent : où votre travail vous a-t-il mené ? Quels fruits avez-vous récoltés ?

Récoltez avec votre créatrice intérieure : créez des plats beaux et nourrissants avec ce que la nature vous offre : confitures, soupes et vin vous apporteront joie et énergie.

Abandon
(de Samain au solstice d'hiver)

Laissez votre yogi intérieur s'abandonner : explorez l'art de lâcher prise en mouvement. Et n'oubliez pas de vous reposer.

Laissez votre sorcière intérieure s'abandonner : c'est le moment de couper des liens et de vous défaire de tout ce qui ne vous sert plus. Faites face à votre part d'ombre pour aller vers la guérison.

Laissez votre créatrice intérieure s'abandonner : alors que les choses ralentissent, revenez à la terre et explorez les histoires du passé et l'héritage de vos ancêtres.

Repos (de Yule à Imbolc)

Reposez votre yogi intérieur : à cette période de silence et de calme, pensez yin yoga et méditation.

Reposez votre sorcière intérieure : saisissez cette occasion pour vous reposer et explorer vos rêves. Et pourquoi ne pas les noter pour ensuite, par la méditation et la visualisation, faire voyager votre Sorcière des haies au pays de vos rêves ?

Reposez votre créatrice intérieure : créez de la lumière en ces semaines les plus sombres de l'année. Faites des bougies, éclairez votre autel et mettez de la lumière et de la joie dans vos soirées hivernales.

Les déesses des saisons

Chaque déesse a quelque chose à nous donner et à nous apprendre. Nous n'avons qu'à les inviter à nous parler, à nous guider et à nous inspirer dans notre vie de tous les jours. Les rituels et autres pratiques nous ramènent à l'instant présent et nous aident à ouvrir notre esprit pour accueillir la sagesse des déesses et nous reconnecter à notre propre magie.

Ostara ou **Eostre** (mythologies anglo-saxonne et germanique) est la déesse du printemps, de l'est, de la renaissance et de l'aube. Elle est généralement représentée sous la forme d'une jeune fille belle comme le printemps. Ostara est également le nom de la fête printanière qui se tient en mars. On y célèbre la renaissance de la terre, la fertilité, l'abondance et le retour de la lumière après l'hiver. Avec le retour du soleil, la chaleur et l'espoir reviennent eux aussi.
C'est le moment parfait pour réfléchir au renouveau de votre vie. Et pour redécorer votre autel avec des symboles printaniers. Pensez aux couleurs de la nature : jaune des jonquilles, violet et blanc des crocus, tulipes multicolores, vert des jeunes pousses... Ornez-en votre autel. Autres symboles parfaits du printemps, saison de la fertilité et de la vie : l'œuf, ainsi que des animaux comme le lapereau, l'agneau, le poussin, etc.

Perséphone (mythologie grecque) représente la séparation des saisons : la lumière et l'obscurité, et les transitions entre le printemps et l'été, ainsi qu'entre l'automne et l'hiver. Hadès, dieu des enfers, lui a donné un grain de grenade : après avoir goûté à la nourriture du monde souterrain, Perséphone est condamnée à y rester. Mais grâce à la diplomatie de sa mère, Déméter, Perséphone obtient le droit de revenir sur terre chaque printemps. Telle une graine, Perséphone passe les mois sombres de l'année sous la terre pour revenir à la surface au printemps, avec la lumière. La chaleur et l'abondance reviennent sur terre, et Perséphone est pleine de gratitude. Visualiser l'année comme un cycle ou une roue nous rappelle que, même lorsque nous traversons des jours sombres, même si nous avons l'impression d'être en « enfer », le printemps reviendra et nous reverrons le soleil !

Conclusions

Faites la fête ! Célébrez chaque nouvelle journée, chaque nouveau mois, chaque nouvelle lunaison. Connectez-vous aux cycles de la nature. Créez vos rituels pour leur rendre hommage. Au quotidien, pas besoin de rituels compliqués ni même préparés. L'important est de prendre le temps de savourer les petits moments magiques lorsqu'ils se présentent. Vos journées n'ont pas à être parfaites, mais elles doivent avoir une signification pour vous : vous avez appris quelque chose, abandonné autre chose, rendu hommage à une déesse… Les cérémonies et les rituels nous rappellent que nous sommes sacrés. Et ils nous aident à nous traiter au quotidien comme des êtres sacrés.

CHAPITRE 13

PROPAGER LA MAGIE

La sorcellerie comme le yoga peuvent être des pratiques solitaires qui nous nourrissent en tant qu'individus. Mais elles peuvent aussi se faire en groupe, et là, elles gagnent encore en puissance. Elles renforcent l'impact de nos actions sur le monde.

En pratiquant ensemble, en nous rassemblant, que ce soit pour faire du yoga, de la magie ou toute autre forme d'art, nous mettons en commun nos énergies positives. Nous nous aidons mutuellement à faire les bons choix – à être bons envers nous-mêmes, les autres et la planète. C'est ainsi que nous pouvons transmettre la magie aux autres, la diffuser sur la planète et au-delà. Propagez l'amour, et vous propagerez la magie. Lancez-en tout autour de vous comme des confettis ! Parce qu'un monde plein de magie est un monde plus beau, même pour ceux qui refusent de la voir. Quelle que soit la magie que vous laissez entrer dans votre vie, savourez-la, affirmez-la, vivez-la ! Et partagez-la.

Les cercles de femmes

Les cours les plus puissants que je donne sont ceux qui s'adressent à des groupes de femmes. Des femmes qui se sentent suffisamment en sécurité dans un espace d'amour pour rire, pleurer, parler. Je donne des cours à des enseignantes, des éducatrices de chiens, des guérisseuses, des psychothérapeutes, des joaillières, des autrices… Certaines d'entre elles ont rarement l'occasion d'être, tout simplement, et d'écouter leur cœur. De laisser sortir leurs émotions et de discuter. Pour les personnes qui n'ont pas de coven, le studio de yoga ou de méditation peut se transformer en espace où faire vivre la magie : la magie qui se produit quand des femmes se rassemblent pour créer. C'est ce que nous savons faire de mieux. Nous créons un espace accueillant, un espace où parler et écouter, un cercle. Mon propos, dans ce chapitre, est de vous inviter à trouver une tribu, un cercle, un *coven*, un groupe pour vous soutenir et écouter tout ce que vous avez à dire. À un moment ou à un autre, nous avons tous besoin d'un espace d'amour à partager avec les autres.

Dès qu'on commence à partager ce que l'on vit, on se rend compte que l'on n'est pas seul, que tout le monde a des doutes, des peurs, des difficultés similaires. Ces espaces d'amour et d'acceptation nous aident aussi à nous sentir moins sous pression : pas besoin de faire les choses « bien », pas besoin de nous comparer à notre voisin ni d'entrer en compétition avec lui. Quand on se sent en sécurité, on peut se défaire de cette idée de faire nos preuves, de montrer que nous travaillons dur. On peut accepter ce que nous savons tous déjà (encore le *smarana* !) : nous faisons tous du mieux que nous pouvons. Et c'est un réel soulagement de ne plus avoir rien à prouver. Se sentir en sécurité avec les autres est un véritable atout pour notre bien-être et notre vie mentale. Cette connexion avec les autres est essentielle pour mener une vie heureuse, qui a un sens.

Méditation sur l'amour bienveillant

Cette méditation sur l'amour bienveillant, *metta bhavana* en sanskrit, s'inspire de la tradition bouddhiste. Je l'aime beaucoup et j'espère qu'elle vous plaira aussi. Peut-être avez-vous déjà entendu des méditations qui lui ressemblent en cours de yoga ? Je vous livre une version que j'ai peaufinée au fil des ans.

Cette méditation cultive la compassion. On commence par envoyer son amour à l'intérieur, vers soi-même, car on ne peut aimer les autres sans s'aimer soi-même. À mesure que l'on s'ouvre, on parvient à des niveaux de compassion plus profonds.

Installez-vous confortablement dans un endroit où vous pourrez vous détendre. Laissez votre souffle et votre mental s'apaiser. Respirez lentement. Imaginez que vous vous trouvez dans la nature – dans un jardin, sur une plage, sur une falaise qui surplombe l'océan, à un endroit que vous avez inventé ou que vous connaissez, où vous vous sentez en sécurité. Percevez l'environnement, le soleil sur votre visage ou le parfum des fleurs par exemple. Maintenant que vous êtes détendu, vous remarquez quatre autres personnes non loin de vous.

La première personne, c'est vous-même. Prenez quelques instants pour vous visualiser debout, en face de cet autre vous-même. Visualisez votre visage, vos cheveux, les vêtements que vous portez.

Imaginez-vous en train de dire :

Puisses-tu être heureux,
Puisses-tu être aimé,
Puisses-tu vivre en sécurité,
Puisses-tu mener une vie douce.

Et du fond de votre cœur, envoyez un rayon de lumière et d'amour à cet autre vous-même.

La deuxième personne est une personne que vous aimez et qui éveille en vous des sentiments positifs. Quelqu'un de votre famille peut-être ? Votre conjoint ou conjointe ? Prenez quelques instants pour visualiser son visage, la couleur de ses cheveux, ses vêtements. Et, en imagination, vous lui dites ceci :

Puisses-tu être heureux,
Puisses-tu être aimé,
Puisses-tu vivre en sécurité,
Puisses-tu mener une vie douce.

Puis, du fond de votre cœur, vous lui envoyez un rayon de lumière et d'amour.

La troisième personne est une personne qui suscite en vous des sentiments neutres. Ce peut être quelqu'un que vous avez vu dans un café ou avec qui vous travaillez. Prenez quelques instants pour visualiser son visage, éventuellement imaginer ce qu'elle porte et ses cheveux. Ensuite, dites-lui :

Puisses-tu être heureux,
Puisses-tu être aimé,
Puisses-tu vivre en sécurité,
Puisses-tu mener une vie douce.

Puis, du fond de votre cœur, envoyez-lui un rayon de lumière et d'amour. La dernière personne est une personne qui provoque quelque chose de négatif en vous. Par exemple quelqu'un qui vous a blessé ou qui vous a mis en colère. Et, même si une partie de vous n'en a pas envie, prenez un moment pour visualiser son visage, et peut-être ses vêtements et ses cheveux. Puis vous lui dites :

Puisses-tu être heureux,
Puisses-tu être aimé,
Puisses-tu vivre en sécurité,
Puisses-tu mener une vie douce

Du fond de votre cœur, envoyez-lui un rayon de lumière et d'amour.

Les rayons de lumière que vous envoyez à ces quatre personnes les traversent et ressortent derrière elles, au-delà de l'espace dans lequel vous vous trouvez, jusque dans le monde, ils enveloppent tout le globe terrestre, et puis ils reviennent vers vous, dans votre dos.

Que tous les êtres soient heureux,
Que tous les êtres soient aimés,
Que tous les êtres
vivent en sécurité,
Que tous les êtres mènent
une vie douce.

Restez encore quelques minutes dans ce bain de lumière.

Les déesses de l'amour

Guanyin (mythologie chinoise) est la déesse de la compassion. Dans sa première incarnation, elle est née dans un corps d'homme et guidait les âmes vers l'illumination. Débordé par tant d'âmes perdues, cet homme était désespéré au point d'exploser en mille morceaux. Avec ce qui restait de lui, les dieux ont façonné une femme, une déesse plus à même d'une compassion sans limite. Elle est parfois représentée avec mille bras et des yeux dans chaque paume de main : elle voit notre détresse et tend ses mains vers nous pour nous envelopper d'amour. Selon un autre mythe, au moment où Guanyin était sur le point d'entrer au ciel, elle a entendu les cris de l'humanité. Et finalement, elle est restée pour aider tous ceux qui souffrent sur terre. Quand vous prononcez un mantra, un chant ou une formule magique, qui sait, peut-être est-ce elle qui vous répond ?

Guanyin est associée à la couleur blanche, aux pierres précieuses que sont le quartz rose, la tourmaline, le jade et l'émeraude. Dans le monde végétal, elle est symbolisée par la fleur de lotus et les branches de saule.

Freyja (mythologie nordique) est peut-être la plus connue des déesses du nord de l'Europe. C'est une déesse de l'amour, mais aussi une reine et une sorcière. Également divinité de la fertilité et de la mort, elle règne sur le royaume de Fólkvangr. Elle accueille l'âme de la moitié des soldats qui tombent lors des batailles (l'autre moitié va dans la halle d'Odin, Valhalla).

Freyja, dont le nom signifie « dame », endosse une multitude de rôles dans la mythologie nordique. C'est notamment une *seidr*, c'est-à-dire une sorcière capable de dire et d'influencer l'avenir. On dit que c'est Freyja qui a enseigné la sorcellerie aux autres dieux et aux humains.

Conclusions

Amour et gratitude : voici deux de mes mots favoris. Des mots qui vont si bien ensemble. Pour aimer notre corps, nous devons lui être reconnaissants : c'est lui qui nous fait voyager, danser, faire du yoga. Nous devons aussi être reconnaissants à la vie de donner l'amour. Sous quelque forme que ce soit. Nous ne savons jamais combien de temps il durera. Alors, je vous en prie, exprimez votre gratitude et votre affection à ceux que vous aimez, aux choses qui vous sont chères, épanouissez-vous dans des activités qui vous plaisent. Parce que, un jour, tout cela ne sera plus là. Aimez maintenant, car c'est tout ce que nous avons.

CONCLUSION

À la fin d'un cours de yoga, je propose souvent à mes élèves de clore la pratique comme nous l'avons commencée, à savoir, en général, en nous connectant à notre souffle.

Alors qu'arrive la fin de ce livre, je vous propose de le clore comme nous l'avons commencé : en nous connectant à la magie. Ensemble, nous avons exploré deux domaines de la spiritualité qui me sont chers. J'ai infiniment apprécié de faire ce voyage en votre compagnie. Le yoga et la sorcellerie sont deux des chemins qui mènent à la profondeur et à la connexion. La sorcière et le yogi avancent dans un équilibre entre la terre et l'énergie. Ils se connectent aux savoirs anciens des guérisseurs, des guides, des maîtres. La sorcellerie et le yoga sont des voyages de toute une vie vers le savoir. Ils nous apprennent l'interconnexion de toutes choses, depuis les fascias de notre corps jusqu'aux saisons de l'année.

J'espère que ce livre vous a donné quelques idées pour inventer votre propre magie et qu'il a répondu à certaines des questions que vous vous posiez – mais aussi qu'il soulève de nouvelles questions que vous aurez envie d'explorer.

Les livres de fiction ont ceci de fantastique qu'ils nous transportent vers d'autres mondes, et, parfois, ils restent avec nous au-delà de la lecture. Mais lorsqu'on lit un livre comme celui que vous avez entre les mains, on sait que c'est quand on l'a fini que les choses commencent vraiment – eh oui, vous avez du boulot !

Alors poursuivez votre chemin en vous servant de ce livre pour vous stimuler et vous inspirer. Et partagez-le avec d'autres personnes. Car il se passe quelque chose de vraiment puissant quand des personnes magiques se regroupent – que ce soient des yogis, des sorcières, des guérisseurs ou autres. Trouvez votre cercle, votre tribu, reconnectez-vous avec vos vieux amis, soutenez vos sœurs et vos frères. Ces liens vous aideront à trouver la magie en vous, et à ouvrir votre esprit et votre imagination.

J'ai trop de belles images sur le yoga et la sorcellerie que je ne pourrais en faire entrer dans ces pages. Aussi, outre ce livre, j'ai mis des informations et des illustrations sur mon site Internet **sentiayoga.com/yogaforwitches** (en anglais). Il existe aussi un groupe Facebook où nous pouvons nous rassembler et poursuivre ce voyage ensemble. Car le voyage est loin d'être fini !

Le yoga et la sorcellerie sont des formes d'empowerment : ils nous aident à reprendre le contrôle de notre vie, de notre corps, de notre esprit et de notre cœur. Ce sont des outils puissants qui nous permettent de créer notre propre vie. La magie peut opérer de manière mystérieuse. Elle peut se présenter sous la forme d'une personne, d'un enseignant, d'une personne aimée, d'un nouvel ami, d'une opportunité, d'un nouveau travail ou d'une aventure.

La magie est un chemin à parcourir, un chemin qui mène au bonheur et à la liberté. La magie nous invite à chérir qui nous sommes et toute la vie sur terre. La vie avec tous ses mystères. Nous qui vivons sur notre Terre-Mère, nous pouvons décider de nous traiter mutuellement avec bonté et de respecter nos merveilleuses différences.

Une femme qui a retrouvé toute sa puissance peut créer des merveilles dans ce monde. Beaucoup d'entre nous sont déconnectés. Séparés de nous-mêmes. À cause de cet état de déconnexion, le simple fait d'écouter nos corps a quelque chose de si fantastique que certains y voient de la sorcellerie – et c'est peut-être le cas.

Je souhaite citer ici quelques lignes de la Méditation pour réveiller les sorcières qui sont en nous (voir le texte complet en annexe).

Drapez-vous d'une cape qui nous rappelle la magie qui habite chacun de nous. Au fil des ans, on nous a coupés de notre puissance, de notre intuition, de notre connaissance du monde naturel. Mais, aujourd'hui, chère sorcière, alors que nous revêtons notre cape, nous allons commencer à nous rappeler…

Nous allons nous reconnecter à notre magie intérieure.

En chemin, vous pouvez cueillir un brin de menthe pour vous rafraîchir, de la camomille pour vous apaiser ou encore un bouton de rose pour vous apporter l'amour. Je suis sûre que vous connaissiez déjà la signification de ces plantes avant même que je ne vous la dise. Car au plus profond de votre chair, vous détenez ce savoir. Le savoir des femmes qui ont vécu avant vous. Le savoir des guérisseurs, des herboristes, des sages. C'est-à-dire le savoir des sorcières. Les sorcières ne sont ni cruelles ni maléfiques ; ce sont des guérisseuses. Des alliées. Des créatrices. Vous portez en vous l'héritage de ces femmes emplies de sagesse. Vous portez en vous leur connexion au monde naturel. Et, alors que vous marchez en silence dans les bois, toutes les femmes qui vous accompagnent dans cette marche ressentent cette connexion aux autres et à la nature. Vous marchez toutes pour vous réapproprier ce qui vous appartient déjà : un savoir, une intuition et une connexion qui ont toujours été en vous.

Vous vous connectez à vos sœurs. Vous vous reconnectez aux éléments, à votre intuition, au savoir de vos ancêtres, à la puissance qui a toujours été en vous. Ici, maintenant, vous vous reconnectez à la sorcière et à la sagesse qui vit en vous. À la femme qui sait. À la femme qui voit. À la femme qui est puissance.

Ne laissez jamais les autres vous dire comment trouver votre propre magie : ils ne savent pas, ils ne peuvent pas savoir qui vous êtes, ni connaître la magie qui coule dans vos veines. Peut-être croyez-vous tout ce que vous avez lu dans ce livre. Peut-être pas. Peu importe.
La vraie question est celle-ci : vous, femme, sorcière, déesse, est-ce que vous croyez en vous-même ?
Namaste, amies sorcières !

ANNEXES

Méditations

J'adore diriger des méditations. Enfant, quand je faisais du yoga, le moment que je préférais, c'était celui de la méditation. Et un des premiers CD que j'ai achetés était un CD avec des bruits de l'océan pour méditer. C'est donc au son des vagues que, à l'âge de sept ans, j'ai accompli mes premiers pas sur le chemin de la méditation, des formules magiques et des incantations. (Des pas très simples qui consistaient le plus souvent à mélanger des crèmes pour faire des potions de beauté !)

Je tire mes thèmes de méditation des saisons, des lunaisons et des déesses. Parfois, je me sers aussi de cartes d'oracles : j'en tire pendant la méditation et je m'inspire de leur message pour guider le groupe.

Vous pouvez utiliser ces méditations pour faire les vôtres. Vous pouvez aussi vous enregistrer lorsque vous les lisez ou les lire devant un groupe. Vous pouvez également les lire comme des histoires philosophiques, pour inspirer vos réflexions, vos créations artistiques ou vos notes dans votre journal. J'ai choisi des méditations que j'aime particulièrement, et qui ont un lien avec les thèmes de ce livre : la lune, les déesses et les chakras. Et je clos ce chapitre avec deux méditations que j'ai imaginées spécialement pour ce livre.

Si vous aimez écouter des méditations, je vous recommande vivement les applications qui en proposent gratuitement. (Vous trouverez les miennes, en anglais, sur l'appli Insight Timer, sous *Sarah Robinson – Sentia Yoga*.)

Méditation sur la magie de la lune

Cette méditation peut se faire à n'importe quel moment, mais si possible, faites-la à la pleine lune.

Installez-vous confortablement sur des coussins, un tapis de yoga, une couverture. Fermez les yeux et détendez-vous. Laissez votre respiration s'apaiser et ralentir.

À chaque inspiration, laissez un sentiment de paix et de repos vous envahir. Et, à chaque expiration, expulsez tout ce dont vous voulez vous débarrasser.

Inspirez la paix et expirez la peur. Inspirez le calme et expirez l'inquiétude. À chaque inspiration, emplissez-vous de ce qui vous fait du bien ; à chaque expiration, défaites-vous de tout ce qui ne vous est pas bénéfique.

Ici et maintenant, quels que soient la saison, le jour et l'heure, quelle que soit la phase lunaire, visualisez une pleine lune magnifique, immense, dans le ciel au-dessus de votre tête. Cette lune qui est toujours présente près de nous, près de la terre. Qui représente le féminin, les cycles du temps, les rythmes du corps et de la terre. Les déesses Sélène, Artémis, Diane et Hina sont toutes là, dans l'énergie sacrée de la lune.

Ici et maintenant, la pleine lune vous éclaire de sa lumière argentée. Imaginez que sa lumière vous lave de toutes les tensions, qu'elle efface toutes les préoccupations – toutes les échéances et toutes les listes de courses. Cette lumière vous enveloppe chaudement, elle vous nettoie, elle vous réconforte.

Visualisez-vous en train de marcher dans la nature. Vous sentez l'herbe sous vos pieds alors que vous levez les yeux vers la lune. Vous voyez très distinctement la pleine lune au-dessus de vous. Vous êtes debout sur l'herbe verte et tendre, dont chaque brin est éclairé par la douce lumière de la pleine lune. Vous marchez, calmement, sur ce tapis de verdure. Vous arrivez devant un groupe de femmes magnifiques, chacune tenant à la main une lanterne – on dirait une constellation d'étoiles. La lumière des lanternes baigne leurs visages. Elles vous sourient, chaleureuses, accueillantes, comme si elles attendaient votre venue. Elles font demi-tour et se mettent en marche. Vous savez que vous devez les suivre. Vous marchez à côté de ces superbes créatures. Vous êtes à la fois calme et excitée à l'idée que de grandes choses puissent survenir.

Le chapelet de lanternes vous mène à une clairière au milieu d'une forêt. La clarté de la lune caresse chaque créature de cette paisible procession, vous comprise. Dans cette clairière, les femmes forment un grand cercle autour de vous. L'une d'elles fait un pas en avant. Dans ses bras, elle tient la plus belle robe que vous ayez jamais vue, une robe scintillante, aux tonalités argentées, grises et blanches. Vous l'enfilez, elle est douce, chaude, comme si le tissu était imprégné d'amour et de lumière.

Vous êtes là, debout, dans l'éclat de la lune, entourée par ce cercle de lanternes, cet anneau d'étoiles. Ce sont peut-être des femmes que vous connaissez, peut-être des déesses lunaires du monde entier. Ou si vous préférez ce sont des fées et des esprits des fleurs. En tout cas, ces êtres bénéfiques sont là pour vous soutenir.

Vous avancez au centre du cercle, où la souche d'un arbre abattu forme une grande table circulaire sur laquelle vous pouvez travailler. Sur cette table, vous trouvez tout ce dont vous avez besoin ce soir pour créer votre magie. Des jattes et des bols, des fioles chatoyantes emplies de liquides variés. Des bougies de toutes les couleurs de l'arc-en-ciel. De l'encens, des herbes, des pétales de fleurs. Tous les produits d'apothicaire dont vous pouvez rêver. Tout cela est très excitant, surprenant, et pourtant familier.

Vous prenez un bol. Il est doux et chaud sous vos doigts. Visualisez sa couleur et sa matière – bois, terre cuite, métal, verre. Quand vous plongez les yeux au fond de ce bol, vous savez immédiatement ce que vous voulez manifester lors de cette magnifique nuit. Vous savez ce que vous voulez attirer à vous – le courage, la santé, la joie, l'amour, la paix… Prenez le temps de prononcer mentalement le mot que vous choisissez et visualisez-le.

Vous regardez les fioles et les bols en face de vous, et vous savez exactement lesquels utiliser pour créer votre potion magique lunaire. Vous prenez les pétales, les herbes, les huiles, les teintures et les extraits dont vous avez besoin, et vous les mettez dans votre bol.

Vous choisissez par exemple une poignée de pétales de rose pour représenter l'amour, des perles scintillantes pour représenter la force, des huiles colorées pour la joie, et ainsi de suite. Des parfums pour la sensualité et des plumes blanches pour l'harmonie. Prenez le temps de les sélectionner et de comprendre ce que ces choses représentent pour vous.

Vous mélangez tous ces somptueux ingrédients dans votre bol avec une cuillère en argent étincelante. Peu à peu se forme sous vos yeux le plus beau liquide que vous ayez jamais vu, où se mêlent des couleurs toutes plus magnifiques les unes que les autres. Il brille comme un ciel étoilé, des teintes pourpres, roses, noires tourbillonnent ensemble comme une galaxie, des petits points lumineux constellent cette potion. De nouveau, vous vous concentrez sur ce que vous voulez manifester cette nuit.

Vous prononcez le mot dans votre tête, mais pour le groupe de femmes qui vous entourent, c'est comme si vous l'aviez dit tout haut. Elles vous ont entendue.

Vous tendez le bol vers le ciel et toutes les lanternes se lèvent en même temps. La lune est le témoin de vos espoirs, de vos rêves et de vos manifestations.

Comme si elle vous avait entendue, elle brille un peu plus fort et vous éclaire avec un peu plus d'intensité. Elle enveloppe les femmes qui vous entourent d'une lumière tellement puissante que celles-ci se dissolvent dans la clarté et disparaissent.

Lentement, vous versez tout le contenu du bol sur votre corps, comme une douche chaude qui vous couvre entièrement et sent merveilleusement bon. Vous savourez cet instant, couverte de lumière, couverte de magie, couverte de lumière de la lune. Sitôt que le liquide vous a pleinement enveloppée, il pénètre dans votre peau et disparaît. Vous êtes à présent propre et sèche dans votre magnifique robe lunaire.

Le moment arrive de quitter ce cercle de lumière ; les créatures sont parties, mais la lune au-dessus de vous continue de l'illuminer. Vous reposez le bol sur le tronc. Il vous y attendra jusqu'à la prochaine fois où vous vous aventurerez dans les bois pour célébrer la pleine lune.

Méditation sur les chakras

Installez-vous confortablement en position assise ou allongée. Détendez-vous et observez l'air entrer en vous et ressortir. Sentez votre corps se relâcher dans l'assise de votre chaise ou dans le sol. Fermez les yeux.

Portez votre attention sur le sommet de votre tête, là où se trouve le chakra couronne. Imaginez à cet endroit un bouton de lotus d'un blanc immaculé qui diffuse sa lumière et son énergie.

Ce bouton de lotus blanc tourne doucement sur lui-même tandis que ses pétales se déploient jusqu'à former une fleur grande ouverte. Elle diffuse une lumière et une chaleur qui détendent pleinement la région du sommet de votre tête.

Cette lumière descend jusqu'aux chakras du troisième œil et de la gorge, qu'elle illumine. La lumière et la chaleur sont de plus en plus intenses. Elles emplissent d'amour tout votre corps et inondent chacune de vos cellules.

La lumière descend jusqu'aux chakras du cœur, du plexus solaire, puis au chakra sacré et enfin au chakra racine.

Tout votre corps est empli de lumière. Il envoie cette lumière hors de lui, créant une aura blanche autour de vous, un bouclier lumineux qui vous protégera des épreuves de la vie.

Vous respirez cette énergie lumineuse radieuse. Vous sentez que chaque cellule de votre corps est emplie de cette énergie, qui vous nourrit et vous redonne vie, comme une étreinte chaleureuse. Vous savourez cette sensation de plénitude pendant quelques minutes.

Faites deux ou trois respirations profondes, puis reprenez conscience de votre corps physique ici et maintenant. Bougez légèrement les doigts et les orteils. Revenez pleinement dans votre corps physique et étirez-vous. Éventuellement, posez vos mains sur le cœur ou un autre chakra. Détendez-vous. Laissez l'amour et la lumière continuer de se diffuser dans toutes les cellules de votre corps.

Méditation pour réveiller les sorcières qui sont en vous

Avant de commencer, choisissez une couverture, un plaid, un peignoir, une serviette ou un autre tissu pour vous envelopper dedans et vous sentir bien. Mais aussi et surtout, pour représenter votre cape de sorcière.

C'est la cape de notre puissance innée de femme et de sorcière. Elle nous rappelle la magie qui habite chacun de nous. Au fil des ans, on nous a coupés de notre puissance, de notre intuition, de notre connaissance du monde naturel. Mais, aujourd'hui, chère sorcière, nous avons revêtu notre cape, et nous allons commencer à nous rappeler…

Nous allons nous reconnecter à notre magie intérieure.

Installez-vous dans une position confortable. Imaginez que cette couverture représente tout ce dont vous avez besoin en ce moment : l'amour, la santé, le pardon ou encore la force.

Enveloppez-vous de cet amour ou autre, et détendez-vous. Vos yeux se ferment et votre souffle commence à ralentir. Vous vous enfoncez dans la paix.

Votre corps devient parfaitement calme et immobile. Imaginez que vous vous tenez debout, pieds nus, dans l'herbe fraîche et moelleuse. Au-dessus de vous, la lune et les étoiles illuminent le ciel nocturne. Imaginez que la cape que vous portez se transforme… Elle se pare de couleurs, de paillettes, de sequins. Elle s'orne d'éléments végétaux, d'animaux, de symboles. Prenez le temps de bien vous visualiser : vous êtes debout, les pieds enracinés dans la terre, avec votre magnifique cape autour des épaules.

Vous êtes calme, connecté à votre environnement. Tous les éléments sont présents. Vos pieds sont ancrés dans la terre et l'air du soir tourbillonne doucement autour de vous. Vous sentez la chaleur et le feu des étoiles au-dessus de vous, mais aussi votre chaleur et votre feu intérieurs. L'eau et le sang qui coule dans vos veines. Tous les éléments sont là, avec vous. Et vous vous y connectez.

Tout autour de vous, des arbres gigantesques caressent le ciel. Vous observez la nature qui vous entoure. Et vous voyez d'autres femmes, pieds nus dans l'herbe et vêtues de capes magiques, approcher lentement. Ces femmes sortent des arbres. Vous les rejoignez et vous marchez ensemble, lentement, avec légèreté, vers une destination mystérieuse. Vous sentez la connexion à la terre sous vos pieds. Vous passez sous les branches chargées de fruits et de fleurs. Et vous remerciez les arbres qui sont là pour vous abriter alors que vous vous enfoncez dans les bois.

En chemin, vous pouvez cueillir un brin de menthe pour vous rafraîchir, de la camomille pour vous apaiser ou encore un bouton de rose pour vous apporter l'amour. Je suis sûre que vous connaissiez déjà la signification de ces plantes avant même que je ne vous la dise. Car au plus profond de votre chair, vous détenez ce savoir. Le savoir des femmes qui ont vécu avant vous. Le savoir des guérisseurs, des herboristes, des sages. C'est-à-dire le savoir des sorcières. Les sorcières ne sont ni cruelles ni maléfiques. Ce sont des guérisseuses. Des alliées. Des créatrices. Vous portez en vous l'héritage de ces femmes emplies de sagesse. Vous portez en vous leur connexion au monde naturel. Et, alors que vous marchez en silence dans les bois, toutes les femmes qui vous accompagnent dans cette marche ressentent cette connexion aux autres et à la nature. Vous marchez toutes pour vous réapproprier ce qui vous appartient déjà : un savoir, une intuition et une connexion qui ont toujours été en vous.

Vous arrivez dans une clairière. Au milieu des arbres qui vous entourent, vous êtes en sécurité. Au-dessus de vous, la lune et les étoiles éclairent le ciel nocturne. Vous créez un cercle avec les autres femmes et vous vous tenez par la main. Vous formez un kaléidoscope de couleurs, de visages et d'âmes.

Les pieds sur terre, vous envoyez votre cœur vers le ciel. Vous vous connectez à vos sœurs. Vous vous reconnectez aux éléments, à votre intuition, au savoir de vos ancêtres, à la puissance qui a toujours été en vous. Ici, maintenant, vous vous reconnectez à la sorcière et à la sagesse qui vit en vous. À la femme qui sait. À la femme qui voit. À la femme qui est puissance.

Alors que vous levez ensemble le regard pour contempler le ciel, une étoile filante le traverse. Vous vous sentez extrêmement puissante après avoir passé ce temps avec les sorcières, avec vos ancêtres, avec vos sœurs.

Vous lâchez les mains des autres femmes et vous quittez le cercle. Tandis que vous vous séparez par cette magnifique nuit éclairée par la lune, vous savez qu'à n'importe quel moment, vous pourrez vous reconnecter à elles. Le cercle est ouvert, mais il n'est pas brisé.

Vous pouvez rester là aussi longtemps que vous le souhaitez, avec votre puissance, dans cet espace de sécurité.

Soyez bénie, chère sorcière.

Méditation sur les messages des déesses

En arrivant à la fin de cette section, je repense à l'introduction du livre et aux cartes d'oracles. Alors voici, spécialement pour vous, une méditation sur les messages des déesses.

Par une nuit de pleine lune du mois de janvier, j'ai demandé à mon jeu de cartes de déesses préféré s'il y avait un message que je devais transmettre aux lecteurs de ce livre. J'ai tiré quatre cartes et j'ai dit tout haut ce qui me venait à l'esprit en les retournant. Et voici la transcription de la méditation ! Une méditation créée tout spécialement pour ce livre et pour vous, chères lectrices ! (Je dois reconnaître que j'étais un peu nerveuse… Et si le message ne correspondait pas à ce que je voulais pour ce livre ? Et si je n'avais rien à dire à propos des cartes ? En fait, comme toujours, les messages des oracles et des déesses sont parfaits ! Ces messages auront peut-être une signification pour vous aujourd'hui, peut-être plus tard.)

Soyez les bienvenues, femmes, sorcières et déesses !

Ce moment est à vous. Prenez tout le temps qu'il vous faut pour trouver un endroit confortable et chaleureux. Un endroit où vous vous sentez soutenu, où déposer le poids que vous portez sur vos épaules. Un endroit où vous pourrez vous abandonner à la Terre-Mère qui se trouve sous vos pieds.

Laissez votre respiration se détendre et ralentir. À chaque inspiration profonde, vous absorbez tout ce que vous voulez faire entrer en vous, à chaque expiration profonde, vous vous libérez de tout ce dont vous voulez vous défaire. Vous allez vous mettre en route pour rencontrer les déesses et découvrir quels messages elles vous adressent.

Immergez-vous dans un espace de paix, un espace d'intuition, de compassion et de gentillesse. Un espace magique, où vous êtes à l'écoute de votre cœur, de votre souffle et de votre voix intérieure.

Laissez derrière vous l'agitation et le brouhaha du monde extérieur, et imaginez que vous êtes en pleine nature, à un endroit d'où vous pouvez voir le ciel étoilé, dans un jardin ou un parc, sur une plage ou une falaise au bord de l'océan, dans une forêt ou une prairie, à un endroit magnifique que vous connaissez ou que vous inventez, qui vous offre tout ce dont vous avez besoin.

Tous vos sens sont en éveil. Que voyez-vous ? Qu'y a-t-il autour de vous ? Des arbres ? Sentez-vous le parfum des fleurs qui inonde la nuit ? L'odeur salée des algues et de la mer ? Les senteurs des aiguilles de pin ou du jasmin que vous apporte la brise chaude ? Percevez-vous le sol sous vos pieds ? Sentez-vous l'herbe verte et tendre, ou bien le sable qui crisse sous vos pieds ?

Visualisez cet espace, votre espace, dans tous ses détails.

Au-dessus de vous, vous voyez la lune, sublime, et les étoiles telles des étincelles qui constellent le ciel velouté. Profond, sombre, chaleureux, le ciel nocturne vous enveloppe comme un manteau épais.

Puis vous apercevez un feu de camp qui danse et projette des ombres dans la nuit. Autour de ce feu se sont rassemblées quatre créatures vêtues de robes colorées qui brillent et chatoient dans la lumière du feu. Vous vous sentez attirée et vous rejoignez le cercle.

Vous êtes comme les cinq éléments – la terre, l'air, le feu, l'eau et l'éther. Vous êtes toutes les cinq réunies ici pour entendre des messages très précieux.

Au même moment, vous vous asseyez toutes les cinq autour du feu, sans un mot. Alors que les autres créatures retirent la capuche de leurs capes, vous découvrez la beauté de leurs visages. Devant vous se trouvent quatre déesses, quatre visages du féminin sacré. Ce sont des visages que vous connaissez peut-être et que vous aimez, ou alors simplement de la lumière, des lueurs, des couleurs ou de l'énergie. Ces visages vous regardent avec une telle bonté et une telle compassion que vous savez que les messages qu'elles vont vous communiquer sont des messages d'amour et de sagesse.

La première, la déesse romaine de la sagesse, Minerve, représente ici les croyances. Et voici ses paroles pour vous :

« Le moment est venu de te débarrasser des croyances qui ne te servent plus, qui te pèsent et t'empêchent d'avancer. Le moment est venu de croire en toi, en tes compétences, en ta puissance et en ta beauté. »

Vous remerciez Minerve pour son message d'amour, et vous prenez quelques instants pour absorber ce qu'elle vous a dit.

La deuxième déesse est l'archétype du féminin sacré, la Dame des bêtes, la déesse sumérienne de la fertilité. Elle est souvent représentée entourée d'animaux, des animaux qui la connectent aux cycles de la fertilité, à la maternité, à la protection des êtres aimés. Et elle se trouve aujourd'hui dans ce cercle pour vous délivrer un message sur les relations humaines : « À l'aube de ce voyage important, cherche et affirme qui tu es. »

La Dame des bêtes est la créatrice, et elle encourage à créer des relations positives et épanouissantes. Prenez quelques instants pour réfléchir à ce qu'elle vous a dit et remerciez-la pour son message d'amour.

Notre troisième déesse est la divinité hindoue de l'abondance Lakshmi. Elle vous invite à célébrer l'abondance sous toutes ses formes et à la cultiver dans votre vie : « Tu es abondance. Tu es sans limite ! »

Prenez quelques instants pour intégrer ce message et remercier Lakshmi pour son amour.

La quatrième et dernière déesse est la divinité japonaise du soleil et de la beauté Amaterasu. Elle est venue vous encourager et vous guider vers la puissance, la liberté et l'illumination qui vous attendent sur votre chemin : « Tu es magnifique ! »

Intégrez bien ces paroles d'Amaterasu, sentez sa chaleur et sa lumière vous emplir, et savourez la lumière et la sagesse dont les quatre déesses viennent de vous faire présent.

Sans vous départir de votre sourire, vous savez qu'il est temps pour les déesses de s'en aller, alors qu'une lueur à l'horizon indique l'arrivée prochaine du soleil, la venue de la puissance. La lumière et l'illumination sont en route. Le soleil pointe à l'horizon, les premiers rayons projettent des ombres dorées et, tout à coup, les déesses baignées de lumière et de chaleur disparaissent.

Elles vous ont laissé avec vos pensées, avec les encouragements et l'amour qu'elles vous ont donnés. Vous savez que leurs paroles recèlent une sagesse qui a une signification très particulière pour vous, une sagesse que vous pouvez emporter avec vous dans le voyage qui vous attend. Vous savez aussi que les déesses veilleront sur vous tandis que vous continuerez d'avancer, d'apprendre et de grandir. Accueillez la puissance qui est en vous et qui a toujours été en vous en tant que femme, sorcière et déesse.

GLOSSAIRE

Les sorcières

La sorcière

Une sorcière est une personne sage. C'est une personne qui pratique la magie, avec parfois des incantations magiques, des enchantements, des rituels et des cérémonies. Le mot anglais *witch* pourrait venir du vieil anglais *wicca* et *wicche*, qui signifie « sage », et de *weik*, qui signifie « se plier ».

Bien sûr, il existe autant de sortes de sorcières que d'individus. Libre à vous de choisir la sorcière que vous voulez être. Je ne connaissais pas tous les noms que je présente ci-dessous, mais certains m'ont tellement plu qu'il fallait absolument que je les inclue dans cette liste !

La sorcière aux cristaux

Certaines sorcières travaillent avec les cristaux et les pierres précieuses ; par exemple, elles soignent, guident des méditations et équilibrent les chakras en se servant de cristaux. Elles savent identifier les pierres et utiliser leurs propriétés.

La sorcière éclectique
La sorcière éclectique pioche dans une multitude de traditions pour créer sa sorcellerie bien à elle, en fonction de ses besoins et de ses compétences, dans un style similaire à celui de la magie du Chaos.

La sorcière du petit peuple
C'est une sorcière spécialisée dans les êtres comme les fées, les elfes, les lutins, les gnomes, etc. Elle connaît leur mythologie et leur relation au monde naturel.

La sorcière verte
La sorcière verte met à l'honneur la nature – l'énergie et les matières naturelles – et vit en harmonie avec ses cycles. Pour elle, la nature est d'ailleurs sacrée. C'est généralement une herboriste, une jardinière et une cueilleuse émérite.

La sorcière des haies, ou *Hedge Witch*
La sorcière des haies possède des dons pour travailler avec les plantes, mais aussi pour faire des projections astrales et de la divination. C'est une intermédiaire entre le monde des esprits et des astres, et le monde matériel.

La sorcière de la cuisine
La sorcière de la cuisine, ou sorcière du foyer, pratique la magie dans la maison. Elle se sert d'huiles essentielles, de végétaux, d'aliments et d'objets du quotidien.

La sorcière de la mer

Vivant en harmonie avec l'énergie de la mer, elle entretient une connexion physique étroite avec les rythmes de la mer et sa puissance.

La sorcière du yoga

Je ne suis certainement pas la première à associer ces deux domaines. Faites une petite recherche « yoga » et « sorcière » sur Internet, et vous trouverez une ribambelle de résultats. En tous les cas, la sorcière du yoga pratique ses arts dans la sagesse et laisse de l'espace aux autres dans son cheminement.

Les différentes branches de la sorcellerie

Paganisme

Le mot « paganisme » englobe tout un éventail de croyances.

La magie du chaos

Les membres de ce courant né à la fin du XXe siècle en Angleterre travaillent notamment avec des sigils – des sceaux. Cette magie vise avant tout à obtenir des résultats.

La Wicca dianique

Cette tradition féministe de Wicca est née aux États-Unis dans les années 1970. Elle est centrée sur la souveraineté de la déesse.

Le druidisme

Ce mouvement spirituel cultive l'harmonie et la connexion avec la nature, et le respect du monde naturel.

La magie folklorique

Le terme « magie populaire » englobe les pratiques et les croyances de groupes ou de cultures spécifiques. C'est une magie tournée vers la pratique, qui vise à obtenir des changements réels, physiques – apaiser des brûlures et des maux de tête par exemple.

La Wicca et la Wicca gardnérienne

C'est dans les années 1950 que cette religion moderne néo-pagane a été présentée au grand public par le Britannique Gerald Gardner. Il existe aujourd'hui de nombreuses traditions de Wicca et les pratiques wiccanes diffèrent d'un coven à l'autre, mais toutes ces traditions ont le même code moral : le Wiccan Rede.

Les termes de la sorcellerie

Animal de pouvoir

Un animal de pouvoir possède des qualités propres à son espèce. Il peut être un guide, un auxiliaire, un conseiller qui apparaît à des moments particuliers de la vie. On parle aussi d'esprit gardien, d'animal guide ou d'animal totem.

Appel des directions

L'appel des directions marque le commencement d'un rituel. Il consiste à appeler les énergies des éléments liés aux quatre directions, ou points cardinaux, représentées dans un cercle magique.

Athamé
Un athamé est une dague que l'on utilise pour les rituels et les enchantements. Son manche est généralement noir et son utilisation est strictement symbolique.

Autel
Espace utilisé pour les rituels, notamment pour faire des offrandes aux divinités et travailler avec des formules magiques.

Baguette
Une baguette de magicien est un bâton rituel (généralement en bois). Elle est associée à l'énergie masculine et à l'élément de l'air ou du feu selon les traditions. Elle permet de concentrer l'énergie.

Bouteille de sorcières
Les bouteilles de sorcières sont utilisées depuis des siècles pour se protéger contre le mal – autrefois, elles contenaient même des objets comme des épingles et des clous.

Calice
Cette coupe rituelle qui existe dans de nombreuses traditions sert le plus souvent à contenir un liquide. Le calice peut représenter le féminin et l'eau.

Chaudron
Le chaudron représente la transformation et la renaissance. Symbole des entrailles féminines, il est souvent

utilisé avec une baguette, une épée ou un athamé qui symbolisent le masculin.

Correspondances
Les correspondances sont des éléments, des saisons, des êtres qui sont reliés par des liens symboliques dans le monde naturel et magique. Les tableaux de correspondances regroupent divers éléments utiles pour les enchantements et les rituels. La lune, par exemple, est associée aux couleurs blanc et argent. Vous pouvez utiliser les correspondances que vous trouvez dans des livres ou créer les vôtres.

Coven
Un coven est une petite communauté de sorcières et/ou de wiccans qui se rassemblent régulièrement, lors d'occasions particulières. Les membres partagent leur savoir, fêtent les sabbats et les esbats, et pratiquent des enchantements.

Cristallomancie
La cristallomancie et une méthode de divination d'après les formes apparaissant sur une surface réfléchissante comme un miroir ou une boule de cristal. La sorcière porte son regard sur la surface ou au-delà pour entrer dans un état similaire à la transe, où des visions lui apparaissent.

Délimiter un cercle
Parfois, on délimite un cercle pour définir l'espace d'un travail sacré. Ce cercle énergétique peut avoir des objectifs variables en fonction des traditions.

Élémentaire

Plusieurs élémentaires (on parle aussi d'esprits ou d'êtres élémentaires) sont associés à chacun des quatre éléments. Les plus courants sont les suivants : les gnomes et les lutins (terre), les nymphes et les sirènes (eau), les sylphes et les anges (air), ainsi que les salamandres et les dragons (feu).

Équinoxe

Moment où le soleil traverse l'équateur céleste, et où le jour dure aussi longtemps que la nuit. Il y a chaque année un équinoxe d'automne et un équinoxe de printemps.

Esbat

Les esbats sont des fêtes lors desquelles les covens se réunissent et les sorcières pratiquent des enchantements. Ils ont lieu à la pleine lune et/ou à la nouvelle lune.

Fumigation

Un bâton de fumigation est un petit fagot d'herbes séchées qui l'on fait brûler pour purifier un espace. Beaucoup de professeurs de yoga (dont je fais partie) ont adopté cette tradition amérindienne. Les fumigations de bâtons de sauge, de palo santo ou d'encens (ce qui correspond davantage aux traditions hindoues) créent un espace sacré pour le yoga et la méditation.

Incantation

L'incantation vise à réaliser un objectif précis. Elle est généralement écrite ou prononcée – elle repose sur la puissance des mots et de l'intention.

***Livre des ombres* / grimoire**

Ce recueil de formules, correspondances et autres savoirs magiques peut se transmettre de génération en génération. Il sert à noter tout ce dont une sorcière a envie de se souvenir. Sachez que certains covens et groupes wiccans encadrent ce livre de règles très strictes.

Manifestation

Une manifestation vise à inviter quelque chose que l'on désire dans sa vie. Elle peut prendre différentes formes : incantation, rituel, méditation, bouteille, boîte ou coupe de manifestation.

Sabbat

Les sabbats sont des fêtes célébrées par les disciples du paganisme, notamment les wiccans et les sorcières traditionnelles. Selon les traditions, il y a chaque année quatre ou huit sabbats déterminés par la Roue de l'année. Chez certains groupes, les quatre fêtes celtiques du feu sont également des sabbats : Imbolc, Beltaine, Lugnasad et Samain. D'autres célèbrent les équinoxes et les solstices.

Sigil

Un sigil est un symbole qui représente un désir ou une intention. En règle générale, on commence par écrire son objectif, puis on condense les lettres pour former un sigil.

Simple

Un simple est un remède à base d'une seule plante.

Solstice

Au solstice d'été, le soleil atteint son plus haut point dans le ciel : c'est le jour le plus long de l'année. Au solstice d'hiver, le soleil est à son point le plus bas dans le ciel : c'est le jour le plus court de l'année.

Wiccan Rede

Le Wiccan Rede est un poème écrit en 1964 par l'écrivaine wiccane anglaise Doreen Valiente, dont on cite souvent ce vers : « Tant que tu ne fais de mal à personne, fais ce que tu veux. » Il est considéré comme le code de conduite de la Wicca. S'il n'en existe qu'une seule version, son interprétation varie selon les covens.

Termes sanskrits

Asana

Posture de yoga.

Ayurvéda

La médecine traditionnelle indienne, ou « science de la vie », est considérée comme la science sœur du yoga.

Chandra

Lune.

Dosha

Selon l'ayurvéda, les doshas sont les trois énergies qui déterminent notre personnalité. Elles combinent les cinq éléments (eau, feu, air, terre et éther).

Mantra
Un mantra est un son ou un chant que l'on utilise souvent en méditation. Il permet de se concentrer et de calmer le mental.

Mantra graine / Bija
Les mantras graines sont des sons d'une syllabe comme le célèbre « Om ». Ces toutes petites graines peuvent faire pousser de grandes choses !

Mudra
C'est un geste de la main, un « sceau », qui dirige le prana.

Namaste
« Namaste » est un mot que les yogis et les hindous disent pour se saluer. Il peut se traduire par « la lumière en moi honore la lumière en toi ».

Prana
Le prana est le souffle ou l'énergie vitale. C'est l'équivalent du *chi* chinois.

Samsara
Changement cyclique, cycle de la vie et de la mort.

Samskara
Dans l'hindouisme, les samskaras sont les traces mentales laissées par les pensées et les actions.

Samyama

Le *samyama*, qui signifie « maîtrise de soi », est la combinaison de *dharana* (la concentration), *dhyana* (la méditation) et *samadhi* (l'union).

Sankalpa

Intention.

Sanskrit

Le sanskrit est la langue parlée autrefois en Inde. Aux yeux des Hindous, c'est une langue sacrée qui détient un pouvoir magique.

Siddhi

Accomplissement, succès, puissance.

Smarana

Souvenir, découverte.

Surya

Soleil.

Svadhyaya

Introspection et étude de soi.

BIBLIOGRAPHIE

- Elena Brower et Erica Jago, *Yoga - L'Art de l'attention*, Paris, Marabout, 2014
- Dean Radin, *La Science de demain*, Paris, Trédaniel, 2020
- Heatherash Amara, *Révélez votre déesse guerrière : une inspiration quotidienne pour les femmes*, Paris, Danae, 2020
- Amy Sophia Marashinsky, illustrations Hrana Janto, *L'Oracle de la déesse*, Paris, ADA, 2018

REMERCIEMENTS

Je remercie toutes les femmes exceptionnelles, sorcières et déesses, qui m'ont aidée lors de ce voyage.

J'adresse également un immense merci à Lisa Nelson, qui a créé les dessins des postures de yoga, pour ses talents d'illustratrice, ainsi qu'Adriana Hristova, qui a conçu la plus magique des couvertures pour ce livre.

Je tiens également à exprimer mon immense gratitude à mes amies sorcières et yoginis Trish, Tam et Kat, qui ont lu les premières versions de ce livre, ainsi qu'à tous mes amis pour leur enthousiasme et leurs encouragements. Je remercie de plus mes professeures du temple de la déesse Nikki McAuslan (Swann) et Marion Brigantia.

Merci à Lucy H. Pearce, qui est à la fois une source d'inspiration et une mentore, pour m'avoir accueillie dans la grande famille Womancraft.

Enfin, merci à Dan pour son amour, son soutien et sa gentillesse indéfectibles face aux étrangetés du monde des sorcières !

L'AUTRICE

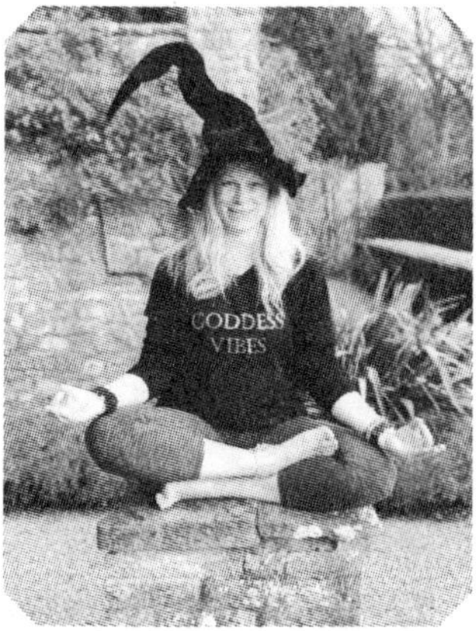

Sarah Robinson enseigne le yoga et la méditation en Angleterre, à Bath (une cité autrefois baptisée Aquae Sulis, « les eaux de Sulis », du nom de la déesse locale). Elle a fait des études de psychologie et de neurosciences à Bath, Exeter et Harvard.

Sarah pratique le yoga depuis l'âge de sept ans. Elle cultive une forme de magie inspirante et transformatrice. Par le yoga, la méditation et les rituels, elle nous aide à nous connecter à notre puissance intérieure et à notre propre magie.

L'ARTISTE

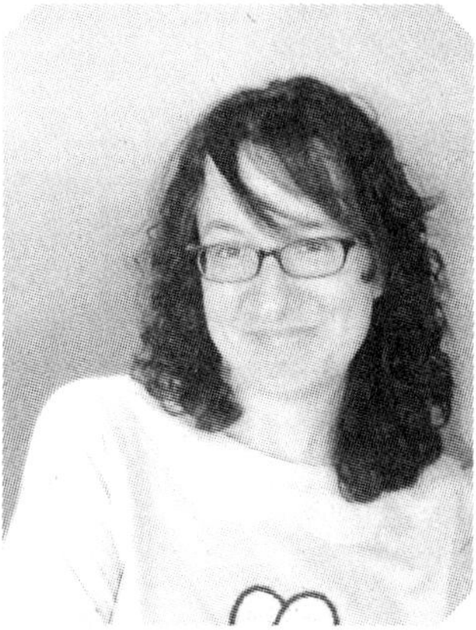

Intérieur du livre : Lisa R. Nelson

Lisa R. Nelson est une peintre et illustratrice accomplie. Elle vit dans la magnifique campagne du Massachusetts, où elle profite de ce que la nature a à offrir en faisant du kayak sur la rivière de la Nashua et du vélo sur les sentiers qui traversent la région. Lisa est également bénévole pour des refuges de chiens abandonnés. Elle tient à remercier pour son soutien son merveilleux compagnon, Christopher Johnson, qui a patiemment recréé numériquement toutes les illustrations de ce projet.

PainterLisa.com

Composition et mise en pages
Nord Compo à Villeneuve-d'Ascq